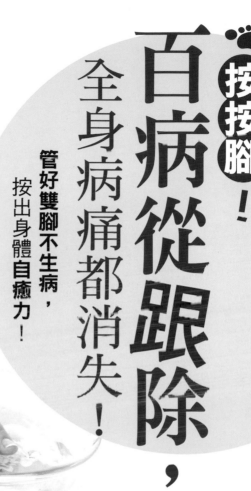

按按腳！

百病從跟除，
全身病痛都消失！

管好雙腳不生病，
按出身體自癒力！

中華民國中醫傳統醫學會副理事長

賴 鎮 源 —— 編著

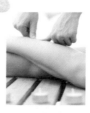
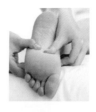
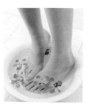

序

病從足底醫，
教你甦醒人體自癒力

　　已經流傳了數千年的按摩技法，被認為是一種古老的、傳統的醫療保健方法，隨著21世紀醫學科技的快速發展，按摩推拿已經融入我們的生活，目前台灣的中醫診所都附設按摩推拿區，看中醫順便推拿，已經成為趨勢。再加上自找保健醫療的普及化，人們渴望能了解一些精確、簡單、容易上手的保健治療方法，不難想像，足部自然療法正好符合了現代人的需要。

　　所謂足部養生自然療法，其實是一種非藥物療法，就是透過對足部反射區和穴位的按摩刺激，調整人體的生理機能，提高免疫系統功能，進而達到防病、治病、保健、強身的目的。根據中醫的全息論，可以得知人體各個臟腑器官是彼此互通的，透過按摩足部豐富的神經末梢以及經絡傳導，打通氣血循環的通道，清除長期淤積在體內的老舊廢物，甦醒人體的自癒能力。

　　在美國，甚至出現許多關於「按摩生理療效」的研究，在生理的臨床實驗證明了按摩對皮膚溫度、肌電活動、心跳速率、血壓、血氧濃度、疼痛控制、促進睡眠、穩定呼吸頻率、減緩呼吸困難及

減輕便祕與腹脹症狀均有成效。近年來,足部自然療法已經受到國內外的重視與肯定,利用簡單易學的按摩手法,緩解日常身體的不適,促使代謝達到平衡。

本書最大的特點是嚴選171個足部穴道,配有數百幅精確的足部穴位圖、反射區圖、展示按摩步驟的精美圖片以及獨創經穴、奇穴交叉比對圖。初學者對於穴位的精確度都不是那麼有把握,因此筆者將足部各個穴道的位置經由圖片的形式展示出來,讓讀者可以輕鬆地找到需要按摩的足部穴位。

同時,依照病情找出足部反射區和特效穴,就可以立即減緩症狀,再搭配適當的足浴配方和生活方式,大家不需要再花錢去做足部按摩,只要在家裡就可以照著書本上所註明的按摩原則去操作,達到強健體魄、百病不生的效果。筆者希望經由自己十幾年的臨床經驗,能夠讓讀者迅速學會穴道按摩的要領。

中華民國中醫傳統醫學會副理事長

賴鎮源 謹識

CONTENTS
目　　　錄

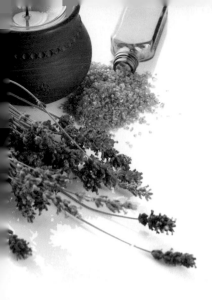

第一章 01 CHAPTER

足部按摩是什麼

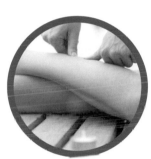
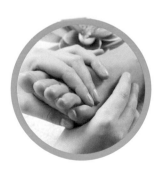

第二章 02 CHAPTER

足部養生按摩手法

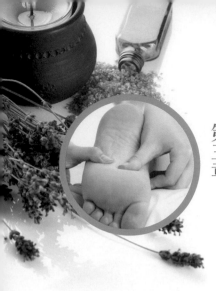

第三章 03 CHAPTER

足部穴道及反射區在哪裡

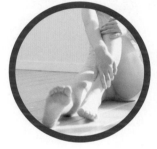

第四章 04 CHAPTER

常見疾病的足部按摩療法

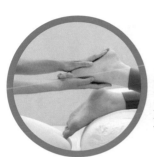

第五章 **05**
CHAPTER
慢性疾病的足部按摩療法

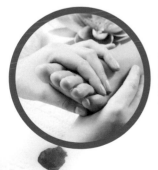

第六章 **06**
CHAPTER
泌尿生殖系統疾病的足部按摩療法

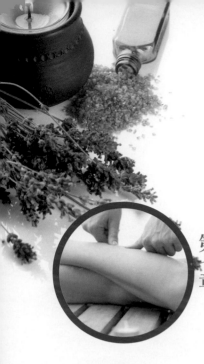

第七章 **07** CHAPTER

神經組織疾病的足部按摩療法

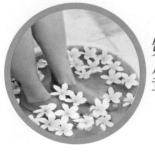

第八章 **08** CHAPTER

皮膚科疾病的足部按摩療法

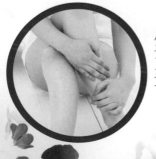

第九章 **09** CHAPTER

外科疾病的足部按摩療法

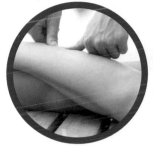

第十章 10
CHAPTER
女性必備的足部按摩療法

足部反射區精確圖解

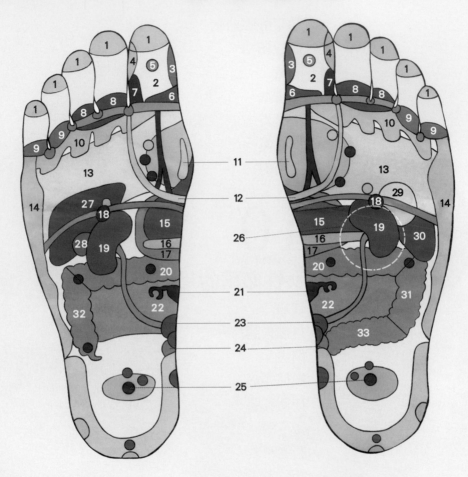

1. 額竇
2. 大腦頭部
3. 鼻腔
4. 三叉神經
5. 腦垂體
6. 頸
7. 小腦及腦幹
8. 眼睛
9. 耳朵
10. 斜方肌
11. 副甲狀腺
12. 甲狀腺
13. 肺及支氣管
14. 肩
15. 胃
16. 胰臟
17. 十二指腸
18. 腎上腺
19. 腎臟
20. 橫結腸
21. 卵巢
22. 小腸
23. 膀胱
24. 肛門
25. 生殖腺
26. 腹腔神經叢
27. 肝臟
28. 膽囊
29. 心臟
30. 脾臟
31. 降結腸
32. 升結腸
33. 直腸及乙狀結腸

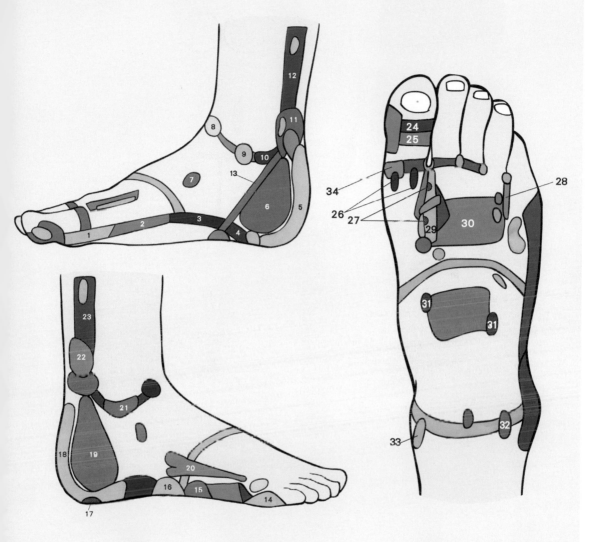

1. 頸椎	13. 生殖器	24. 上顎
2. 胸椎	14. 肩	25. 下顎
3. 腰椎	15. 肘	26. 扁桃腺
4. 骶骨	16. 膝	27. 喉及氣管
5. 內側尾骨	17. 下肢	28. 內耳迷路
6. 生殖腺1	18. 外側尾骨	29. 胸部淋巴腺
7. 肋骨1	19. 生殖腺2	30. 胸及乳腺
8. 腹股溝1	20. 肩胛骨	31. 肋骨2
9. 下半身淋巴腺1	21. 髖關節2	32. 上半身淋巴腺
10. 髖關節1	22. 下腹部	33. 下半身淋巴腺2
11. 直腸	23. 外側坐骨神經	34. 舌頭
12. 內側坐骨神經		

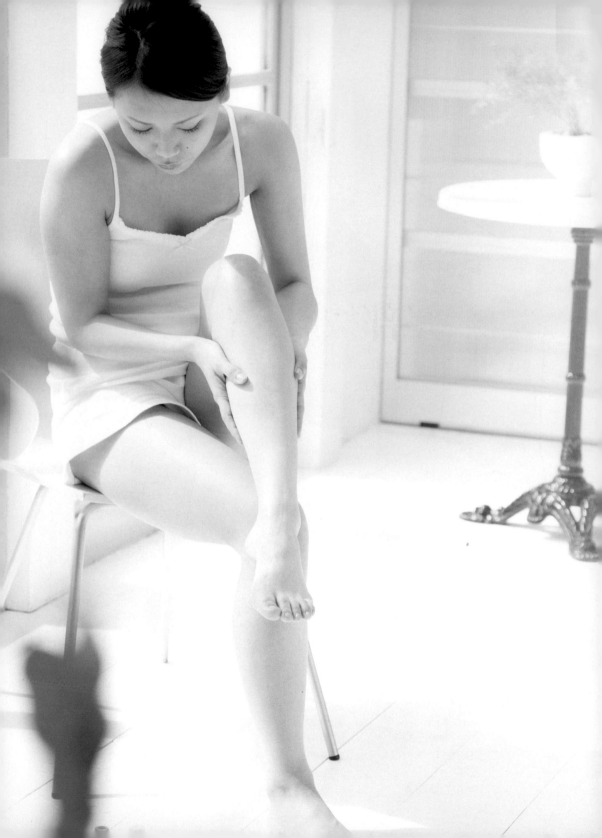

足部按摩是什麼

現代人越來越注重養生之道，足部按摩也逐漸普及化。
無論國內還是國外，筆者將畢生所學搭配《黃帝內經》，
綜合經絡學說與足部按摩，
直到今日，足部按摩在世界上已經達到一定的地位，
就讓我們一起來認識它吧。

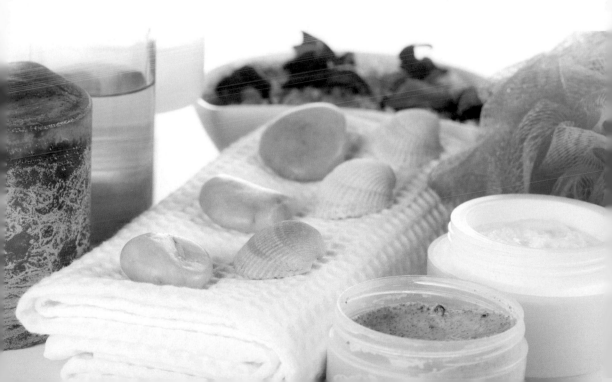

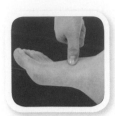

足部按摩原理

透過觀察與按摩反射區，可以診斷身體的疾病，並且修復病理狀態。

足部按摩可以對應反射區，達到保健治病的效果

✚ 人體全息概念

　　很多人對於足部按摩始終持有保留的態度，因為欠缺科學根據的支持，直到1948年匈牙利物理學家嘉伯（D.GABOR）提出「全息學」的說法，甚至發明了「光學全息照相術」來佐證，而1986年山東大學教授張穎清提出「生物全息學說」（ECIWO），她的論點是：生物體的部分與整體之間有著全息的對應，這種對應性和相關性表現在生理、病理、生化、遺傳等方面。

　　這個理論證實了古代的醫學文獻，手和足部都是人體的全息胚，所以，刺激全息胚上的一定位置，可以影響或改變相對應的生理、病理狀態達到治療的效果，因此我們知道透過觀察和按摩反射區，可以診斷身體的疾病，並且修復病理狀態。

　　人體蘊含著許多的感受器，這些感受器都受到神經系統的控制和調節。如果外部或身體內部環境發生變化，經過神經系統和體液調節，將影響到感受器官的活動，形成神經衝動；透過中樞神經系統的轉換和調整，傳至大腦所支配的器官、腺體或肌肉等，進而引起相對反應。

　　反射則是人體對外界刺激的一種生理反應。它是靠神經衝動形成、傳導，並引起器官、腺體或肌肉收縮的一系列反射動作。反射區是與身體各器官及其功能相對應的部位，聚集了感覺靈敏的感受器，給予反射區的適當刺激，可促進相應器官、組織的功能活動，產生良性變化。當人類的某個臟腑器官有了毛病，像是肝臟有了病變，只要刺激其足部的

肝臟反射區，病人就會有異常的刺痛感。反過來說，當其足部反射區無論怎樣按壓，也沒有異常的刺痛感，則說明他的肝臟功能沒有異狀。由此可見，透過穴位反射區的認識，對病患的診治有重要的意義。

針對該部位針灸或按摩，可找出敏感點：酸、麻、脹、痛點。促進相應系統、器官疾病的治療，即為局部區域治療，同時舒緩人體病變器官或系統的疼痛感，甚至經過按摩治療達到痊癒的理想效果。

✚ 足部反射區連結作用

人體是一個息息相關的整體。各個生理系統，如運動系統、消化系統、泌尿生殖系統、循環系統、呼吸系統、神經系統……等，彼此之間存在著大大小小的聯繫，並且靠著彼此相應的方法合作與協調。

而我們上文所提及的反射區理論，則是建立在足部的區域，透過神經體液系統，與身體內部各個臟器緊密聯繫，並逐一對應。一旦某器官發生病變，功能失常。只要按摩與之相應的手部和足部反射區，就能調理身體機能代謝、增進氣血的循環，恢復體內各個生理系統之間的聯繫、合作和協調，促進各器官功能維持正常，達到保健治病的效果。足部按摩有三大功效，可以增強血液循環、疏通經絡氣血，還能調節神經系統。

🍁 足部按摩的三大功效

功效	原因
增強血液循環	足部位於心臟的最遠端，容易造成血液循環無法流通至足底的狀況，影響新陳代謝，而進行足部按摩可以增強足部血液流通，並且恢復身體能量的傳遞。
疏通經絡氣血	十二經脈中，有六條到達足部，經由穴位連結起來的經絡，可以獲得有效疏通，達到調節和打通經絡的效果。
調節神經系統	足底分布了豐富的神經組織與神經末梢，刺激足底反射區，可以改善與恢復疾病，使身體更健康。

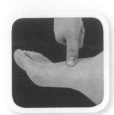

New style of foot massage

足部按摩常識

按摩者與接受按摩者都要具備足部按摩的基本常識，
才能提升足部自然療法的功效。

筆者將介紹足部按摩前的準備工作與時間限制

✚ 按摩前的準備工作

　　為了提升足部反射區的按摩效果，對於按摩者和接受按摩者，不論是心理上還是生理上，都要作好充足的準備，以下就讓我們來了解有哪些需要注意的事項吧。

按摩者的準備工作

> 完善的按摩環境→詢問病史→充分觀察按摩部位
> →耐心解釋按摩手法→按摩力道循序漸進

1. **完善的按摩環境**：按摩環境要求光線明亮、環境舒適、通風良好、清潔乾淨等，以利於操作。

2. **詢問病史**：在進行按摩前，應對患者的病情和全身情況有完整的瞭解。這需要詳細詢問患者的病史，仔細檢查患者，才能夠施以最正確的按摩手法和力道。

3. **充分觀察按摩部位**：對於按摩部位，需要充分觀察，是否有皮膚潰瘍、擦傷的情況出現。

4. **耐心解釋按摩手法**：對於初次接受按摩治療的病人，應注意其心理狀態。耐心解釋每項按摩手法的用途和意義，讓患者能夠盡量配合。

5. **按摩力道循序漸進**：整個按摩過程要有節奏，應由慢到快、由輕至重，循序漸進。

🌸 接受按摩者的準備工作

清洗足部保持溫暖→提供個人症狀和病史→與按摩者配合

1. **清洗足部保持溫暖**：記得務必要把足底洗乾淨，並且保持足部溫暖。
2. **提供個人症狀和病史**：作爲接受按摩者，應該盡量與按摩者配合，向按摩者詳細提供病史，並將自己的症狀詳盡地告訴按摩者。
3. **與按摩者配合**：對按摩治療有一定的心理準備，認眞了解按摩者對治療方法和過程的描述。並在按摩中盡量與按摩者配合。
4. 當接受按摩者不確定是否能夠進行按摩治療時，必須向其他專科醫生求助，千萬別耽誤病情。

🌸 時間限制

對於按摩的時間，可根據病情和實際情況來選擇。其目的在於能夠使患者達到最佳的治療效果。

下面是一些具體要求：

1. 每次按摩的總時間，一般多選擇半小時左右。如病情複雜或病症較重，可適度延長至40分鐘。如果每次按摩時間太短，將無法達到治療效果。若是時間過長，則易引起疲勞，因此適宜的按摩時間很重要。
2. 不同反射區的按摩時間，是根據病變反射區的變化來調整。針對病症反射區，手力按摩約5～15分鐘，而使用**踏板按摩**，一般爲5分鐘。
3. 根據許多具體情況判斷，能夠影響疾病治癒的因素很多，如患者病情輕重、病史長短，患者自身對該治療方法的反應及效果。總之，應以逐步改善，逐漸治癒爲宜。
4. 每天按摩的次數多寡，假如條件允許，每日2次或3次爲佳。
5. 最佳治療時間應選擇睡前半小時至半小時內，或是飯後1～2小時。

知識小卷軸

> **踏板按摩：**有別於用手刺激穴道，反而是利用自己的足部踩在特殊的按摩踏板上，不斷踩踏，現在更出現了電動的踏板按摩機，只要站上去，任由踏板按摩機震動即可。

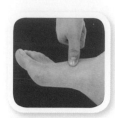

New style of foot massage

按摩須知

在足部自然療法之前必須熟知許多注意事項、禁忌、規律順序，才不會對接受按摩者的身體造成負擔。

結束足部自然療法後，切記保養自己的雙足

按摩者的注意事項

1. 按摩前，按摩者必須先讓接受按摩者放鬆。如果接受按摩者過度緊張或疲勞，這時強行使用足部自然療法，不僅達不到效果，甚至還會傷害接受按摩者的身體。

2. 接受按摩者在飯後1小時內不宜按摩，因為人體進食後，需要一定的時間讓腸胃食物充分地消化。如果此時就進行足部按摩，會擾亂人體血液組織的流向，引起腸胃不適，嚴重者甚至會出現反胃、嘔吐……等不良症狀。

3. 按摩前應注意對接受按摩者和按摩者的保護，按摩者應剪短手指甲，防止按摩者不慎將接受按摩者擦傷。另外，按摩者應該準備好用來隔離的塑膠袋，將其套於接受按摩者的足部，可以防止足部的味道散溢和足癬……等皮膚病的傳染。

4. 對按摩器的選用應慎重，一般盡量不用按摩棒，即使要使用時，也須向接受按摩者仔細解釋其用法及意義，以免引起病人的緊張和不安。

5. 對於一位熟練的按摩者來說，必須瞭解接受按摩者的病情和體質，做到對症按摩，而對不同的人按摩重點必須要有所區別。

6. 最後在運用手指移動按摩時，要注意對皮膚的保護，切忌上下來回搓磨，對皮膚造成損傷。

🗂️➕足部按摩的禁忌

1. 懷孕婦女的生理情況發生了很大變化，此時婦女對於各種刺激的反應十分劇烈，而且對胎兒有不良影響。因此，按摩懷孕期婦女，嚴禁用力按壓、刺激足部穴位，尤其是與婦科相關的穴位。月經期間也不宜做足部按摩。

2. 嚴重甚至可能有生命危險的病症，如重度心臟病、精神病、嚴重高血壓等，必須先找專科醫生診治。待病情緩解，再施以輕柔和緩的點按⋯⋯等手法治療。

3. 空腹或肚子飽脹時，都不應該馬上按摩。

4. 若是足底皮膚有潰爛、出血或帶有傳染性皮膚病的病患，嚴禁按摩，必須等疾患治癒後才能施治。

5. 各種嚴重出血性疾病、急性傳染病、急性高熱病症、急性中毒⋯⋯等患者禁止按摩。

6. 足浴的浸泡藥方必須在醫師的指導下使用，切忌口服。

🗂️➕按摩的規律順序

> 先左足，後右足。
> 足底→足內側→足外側-→足背→小腿按摩。

知識小卷軸

> **先左足，後右足：**因為人類的心臟反射區位於左足，可以先了解接受按摩者的心肺功能，再決定其適不適合足部按摩。

　　基本反射區是指泌尿系統的腎臟、輸尿管、膀胱和尿道。一開始先用5分鐘左右的時間按摩排泄器官反射區。再按大腦、額竇、小腦、腦幹這些區域，而胃腸道在人體中的功能是吸收各種營養物質，並把廢棄物質排出體外，在發現部分區域出現敏感的情況下，應對雙腳的胃、十二指腸、胰臟和大小腸反射區進行按摩。

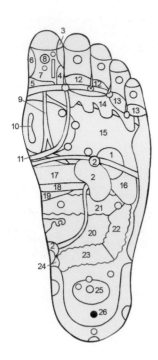

足底

左足部反射區順序

檢查❶心臟→❷基本反射區（腎上腺→腎臟→輸尿管→膀胱）→❸三叉神經→❹小腦→❺頸項→❻鼻子→❼大腦→❽腦垂體→❾食道→❿副甲狀腺→⓫甲狀腺→⓬眼睛→⓭耳朵→⓮斜方肌→⓯肺及支氣管→❶心臟→⓰脾臟→⓱胃→⓲胰臟→⓳十二指腸→⓴小腸→㉑橫結腸→㉒降結腸→㉓乙狀結腸及直腸→㉔肛門→㉕生殖腺→㉖失眠點。

足底

右足部反射區順序

❶基本反射區（腎上腺→腎臟→輸尿管→膀胱）→❷三叉神經→❸小腦→❹頸項→❺鼻子→❻大腦→❼腦垂體→❽食道→❾副甲狀腺→❿甲狀腺→⓫眼睛→⓬耳朵→⓭斜方肌→⓮肺及支氣管→⓯肝臟→⓰膽囊→⓱胃→⓲胰臟→⓳十二指腸→⓴小腸→㉑闌尾→㉒迴盲瓣→㉓升結腸→㉔橫結腸→㉕肛門→㉖生殖腺→㉗失眠點。

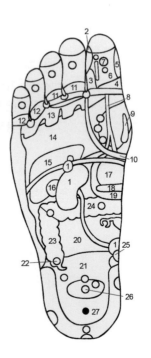

淋巴腺是很重要的排泄器官，對其施以按摩，能夠促進淋巴系統的各淋巴細胞迅速把體內的有害物質消滅掉，並且隨著淋巴液的循環移至排泄系統。所以我們在實際操作中，應把雙足有關淋巴腺的反射區，適度地進行按摩，達到調節整體免疫功能的目的。

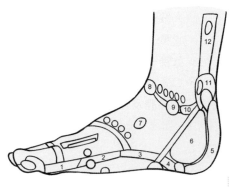

足內側

足內側順序

①頸椎→②胸椎→③腰椎→④骶骨→⑤內尾骨→⑥前列腺或是子宮→⑦內肋骨→⑧腹股溝→⑨下半身淋巴腺→⑩髖關節→⑪直腸及肛門→⑫內側坐骨神經。

足外側

足外側順序

①肩關節→②肘關節→③膝關節→④外尾骨→⑤卵巢或是睪丸→⑥肩胛骨→⑦外肋骨→⑧上半身淋巴腺→⑨髖關節→⑩下腹部→⑪外側坐骨神經。

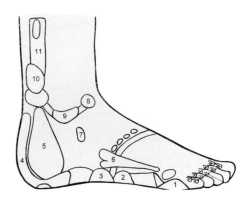

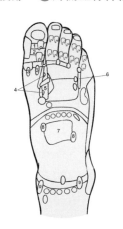

足背

足背順序

①上顎→②下顎→③扁桃腺→④喉嚨及氣管→⑤胸部淋巴腺→⑥內耳迷路→⑦胸及乳房→⑧內外肋骨→⑨上、下半身淋巴腺

✚足部自然療法後的症狀與保養

🍁出現症狀

1. 頭痛、疲倦、興奮過度的發燒。

2. 打呵欠、昏昏欲睡，表示身體在進行自我調整。

3. 女性出現白帶，或是白帶的量和異味增加。

4. 眼屎、鼻涕、氣管分泌物增加。

5. 乾咳不斷。

6. 大便的次數增加，常常放屁，這說明了腸胃的蠕動增加，對於排氣不順的人很有幫助。

7. 足底和足心容易出汗，有利於體內毒素和代謝產物的排出，說明足部的血液循環已經改善。

8. 尿量增加，顏色濃且臭，因爲體內毒素隨著尿液排出。

9. 體味比以前加重。

　　通常經過足部自然療法之後，身體因爲氣血循環迅速流通，將會出現一些反作用的現象，稱爲「瞑眩現象」，這種現象也會因爲人體而有所不同，但這都是身體狀況好轉的徵兆，隨著新陳代謝的改善，症狀也會漸漸消失。假如症狀太嚴重時，可以先暫停按摩，讓身體先適應一陣子再繼續。一旦度過了這段時期，就會覺得身心放鬆，眼睛炯炯有神，整個人容光煥發，心情也會跟著開朗起來。

　　結束足部自然療法後對身體最好的保養就是喝杯溫開水，才能加速排除體內毒素，身體的循環也會因此提升，足部按摩後的人因爲長期堆積的廢物被揉開，隨著循環系統聚集到腎臟和膀胱，如果不及時喝水，時間久了就會堆積在腎臟和膀胱，可能會引起腰痛或是膀胱炎，所以按摩後記得喝溫開水，才能使廢物隨著尿液趕快排出體外。

　　足部自然療法對於治療和輔助治療神經系統……等多種疾病，具有很好的療效，再加上預防保健足部也是比較安全有效的方法。同時也要注意，按摩不可以隨意使用，要適用和慎用。而且所按摩的部位必須準確，假如部位有誤，就達不到預期效果。

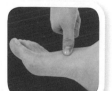

New style of foot massage

觀趾與足浴

透過觀趾技巧，我們可以從足部變化找出內臟是否產生病變，而足浴療法能夠讓藥液滲入人體，達到治病效果。

不管是觀趾或是足浴，都能使生病的臟腑器官重獲生機

在5000年前的《黃帝內經》就有記載所謂的《觀趾篇》，而「觀趾法」就是透過足部的形態變化，提早得知自己的身體臟腑出現哪些變化，也可以藉此了解我們自己的健康狀況。下面是筆者整理多年臨床經驗得到的診斷方法，提供給讀者參考。

觀趾

低頭看看自己的足趾，是否出現下列情況：

1. 足大趾腫脹、浮腫者，可能有高血壓、糖尿病、膽固醇過高，腫脹越厲害，表示其程度越嚴重。

2. 足大趾蹺起者，可能有肝臟或膽囊疾病，足大趾外翻，提示頸椎和甲狀腺有異狀。

3. 第二趾隆起者，可能有胃部疾病，而第二趾壓迫足大趾可能有偏頭痛。

4. 第四趾蹺起者，可能有便祕、風濕……等病症，而小趾壓第四趾提示有聽覺障礙。

5. 左扁平足者，容易有心臟方面的病症；右扁平足者，容易有肝膽方面的疾病。

6. 足部趾甲變形者，表示組織異常，可能有大腦異常症狀。

7. 踝部水腫者，可能有腎臟或循環系統方面的病症，足跟和踝部的變化可能反映出泌尿生殖系統有疾病；若是足部隆起多為泌尿結石，凹陷多為肝硬化、肝癌。

8. 在足部相應反射區如果發現有淤血、變色或水腫……等情況產生，則其相對的臟器或部位可能有異常病症。

✚觀甲

觀看自己的足部趾甲也是得知病痛的方法之一，正常的趾甲顏色呈現粉紅色，不會有其他顏色出現，所以看看自己是否有以下這些症狀：

1. 藍趾甲和黑趾甲可能是服用某些特別藥物所引起的。
2. 紫趾甲可能是心肺有疾病的徵兆，要儘早去檢查。
3. 黃趾甲常見於腎臟綜合症、甲狀腺功能減退、黃疸型肝炎……等疾病。
4. 趾甲呈現半紅半白的人可能有腎臟疾病。
5. 趾甲灰白的人可能有甲癬。
6. 趾甲蒼白的人可能有貧血的現象。
7. 趾甲常呈青色的人可能有心血管疾病。
8. 畸形趾甲如趾甲嵌入肉內，可能為肝氣淤滯或為神經系統疾病患者。

✚聞足

要聞足部氣味必須在還沒清洗足部的前提下，若足部有異味表示體內的廢物無法從正常器官排泄出去，可能是臟腑功能差或者出現病變。

聞聞看自己的足部是否有異味：

1. 假如足底有濕氣味，可能是胃脾太過旺盛所引起的。
2. 假如足底有鹹臭味，可能是泌尿系統或婦科疾病。
3. 假如足底有辛臭味，可能是肺部功能不好。
4. 假如足底有酸臭味，可能是肝膽功能不好。
5. 假如足底有惡臭味，可能是消化系統功能不好。

✚足浴療法

冬天該如何調養我們的身體呢？根據《黃帝內經・四氣調神大論》

中提到：「冬三月，此為閉藏，水冰地坼，無擾乎陽。早臥晚起，必待日光，使志若伏若匿，若有私意，若已有得。去寒就溫，無泄皮膚，使氣亟奪，此冬氣之應，養藏之道也。逆之則傷腎，春為痿厥，奉生者少。」冬天要收藏所有的生機，人們需要早臥晚起，避免生發之氣無謂地耗散，當然也要躲避寒冷，保持身體的溫暖，而足浴就是最好的保養方法。

❀ 足浴定義

足浴的俗稱也就是泡腳，古代的人非常重視泡腳，因為足部上有許多重要的穴位，三陰經和三陽經都會行經足部。小趾的外側就是足太陽膀胱經的行經處，足背是足陽明胃經的行經處，足大趾的外側屬於足太陰脾經的行經處，第二趾、第三趾是足厥陰肝經的行經處，足底則是足少陰腎經的行經處，如果這些地方感到疼痛，要注意相關臟腑是否產生病變，嚴重者可能需要去醫院檢查一下身體。

足浴指選擇適當的藥物，用水煎去渣後，再倒入溫水，然後將之浸泡雙足的行為。這樣一來，讓藥液在水溫的作用下，通過黏膜的吸收和皮膚的滲透進入人體血液循環系統，進而運輸到身體的各部位達到防病、治病的效果。

❀ 歷史發展

從廣義上來說，足浴也是足療的一種，它源自於我國遠古時代。是人們長期社會經驗的累積和總結，至今已經有3000多年的歷史。春秋《禮記》中就詳細記載了用中草藥 「熏、蒸、浸、泡」的療法。

扁鵲發現使用中草藥熱水浸泡足部去除病症的方法，據說是中藥浴足的前身。根據文獻記載，在周代，人們就瞭解了沐浴、泡腳的治病作用，《周禮・曲禮》中就有詳細記載。而最早的中醫著作《黃帝內經》已經把足浴療法提升到理論的層級。藥物學專著《神農本草經》有許多中藥都標明「可作浴湯」。東漢張仲景在《傷寒雜病論》更有「狐惑病用苦參湯熏洗，腳氣沖心用礬石湯泡足。」的記載。李時珍在《本草綱目》中記載熏洗、藥浴的配方達數百例之多。

清朝外治法祖師吳師機在《理論駢文》中提到：「臨臥濯足，三陰皆起於足，指寒又從足心入，濯之所以溫陰，而卻寒也。」另外，中國古代四大美女之一的楊貴妃就是長期用浴足的方法達到美容養顏的功效；宋代的文豪蘇東坡也運用每晚泡腳的方法來強健身體；清朝的曾國藩更是以「讀書」、「早起」、「足浴保健」，為他人生的三大樂事。

🌸 四季足浴療法

如果一年四季天天浴足，對身體很有益處，「春天洗腳，升陽固脫；夏天洗腳，暑濕可祛；秋天洗腳，肺潤腸濡；冬天洗腳，丹田溫灼。」它的意思是春天泡腳，可以增加生機。夏天泡腳，可以去除體內的暑氣。秋天泡腳，可以滋潤肺部和腸胃。冬天泡腳，可以溫暖丹田，讓小腹在冬天也能保持溫暖。

在現代，足浴這種健康又環保的足部自然療法越來越受到大家的認可和歡迎。簡單、有效、方便的理念正在逐步深入人心，讓您在休閒享受的同時達到健身、預防疾病、治療疾病的效果。和普通藥物相比，足浴可以避免藥物對口腔黏膜、消化器官的刺激，減輕肝、腎臟的負擔，非常適合需要長期食用藥物的人，筆者相信足浴在未來將會成為消除「不健康」的新型養生之道。

🌸 四季足浴養生精華

季節	養生功效	貼心提醒
春天	增加生機，提升陽氣，產生免疫力	尚有涼意，注意足部保暖
夏天	去除體內毒素，維持體內陰陽調和	避免用冷水浴足，用溫水反而可以增進皮膚的排泄能力
秋天	增進睡眠品質，加強血液循環	代謝開始變慢，補充鈣質減少發胖率
冬天	養精蓄銳，補充身體能量	避免使用水溫太高的水來泡腳，也要控制時間，不可超過40分鐘

❦ 注意事項

1. 足浴和純粹的熱水洗腳是不一樣的。在足浴前要先用熱水清洗足部，才能夠清除足部的細菌與汗液。

2. 每次足浴的時間最好以30分鐘～40分鐘爲原則。

3. 水溫盡量保持在40℃～45℃爲最佳。

4. 切記不可在餐前或飯後進行足浴療法，因爲餐前足浴可能會抑制胃液分泌，飯後足浴可能會導致腸胃的血容量減少，進而影響消化。

5. 足浴時，患者可能會出現頭暈……等症狀，這時應該暫停足浴。因爲在足浴時，足部的血管會受熱擴張，導致大腦的供血量減少，所以應該讓患者立刻平躺休息以緩解症狀。

6. 足浴時，由於藥物作用可能會引起局部皮膚過敏，這時應立即停止足浴，嚴重者一定要到醫院就診。

知識小卷軸

中藥足浴的好處：足底反射區維繫著人體五臟六腑。中藥足浴就是利用內病外治的原理，當藥物經過足底反射區到達五臟六腑，將會促進氣血運行，使毛細血管通暢，通經活絡，進而改善人體的健康狀況，加強新陳代謝。

❦ 哪些人不適合足浴

1. 有嚴重心臟病的病患。

2. 腦溢血尚未治癒的病患。

3. 血栓症狀嚴重的病患。

4. 患有出血性疾病的病患。

5. 對溫度感應不靈敏的人。

6. 足部有發炎、皮膚病、外傷或燙傷者。

7. 孕婦。

具有上述幾種狀況的人不適合足浴療法。

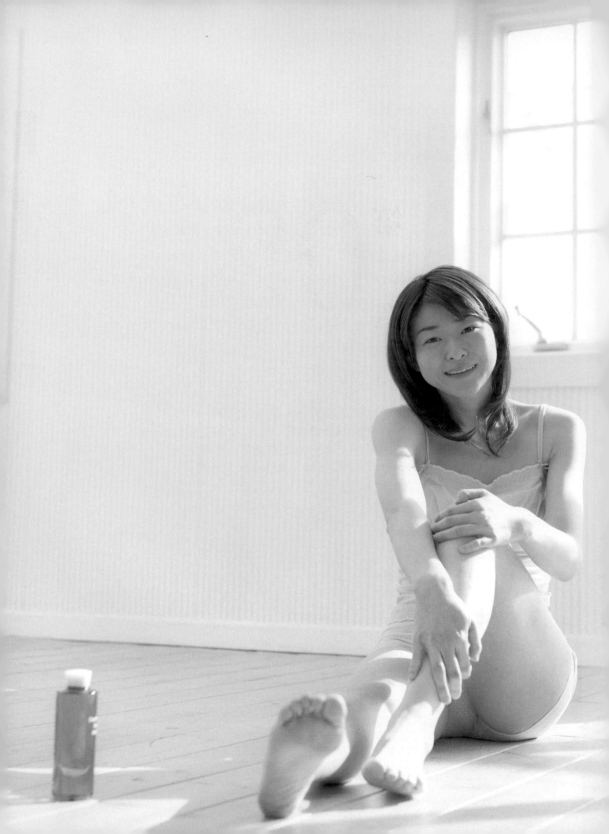

第二章 02 CHAPTER

足部養生按摩手法

要刺激足部的反射區，正確的足部養生按摩手法很重要，
足部按摩則是通過正確的手法在準確的反射區上進行按摩，
以取得消除疲勞或治療疾病的效果。
人的足部有很多個反射點，與人體的主要臟器相對應，
受過專業訓練的按摩師推拿手法得當，就能夠取得應有的效果，
反之，則會帶來諸多弊端。

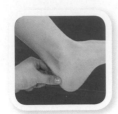

New style of foot massage

基本按摩手法

基本按摩手法是屬於比較常見的操作方法，能夠刺激身體新陳代謝和舒緩神經緊張，對整體的調理相當有效。

持久、有力、均匀、柔和是基本按摩手法最重要的八字要訣

➕ 足部按摩手法

　　足部按摩的手法繼承了中國傳統按摩手法的特點，兩者有很多相似之處。足部按摩只施力於足部，因為足部的面積比軀幹、頭頸以及四肢的肩、臂、髖、股等部位的面積小。按摩的著力點相對較小，一般只用手指，而整個手掌心、手腕、手肘……等都用不上。但是，足部按摩的操作手法卻比一般按摩更為細膩，技術層面更高。

　　「持久、有力、均匀、柔和」是很重要的八字要訣。手法的運用要有節奏，不能太輕或太重，力道要適中、柔和，不可以忽快忽慢，否則會造成肌肉損傷，常常使用這些技巧可以增強按摩時的耐力、手勁。

　　持久的意思是要求按摩者須持續一段特定時間，如果按摩時間過於短暫，將會影響療效。一般30～40分鐘為最適當。有力是指操作時應具備一定力量，否則達不到治療效果。而不同部位和病症，用力程度也會不一樣，因此要學習控制力道。均匀是指操作時動作節奏穩定，力量均匀才能達到很好的治療效果。如果用力不均，會感覺到疼痛，煩躁不安，這樣就完全失去了治療的本意。所以，長時間練習是實踐均匀手法的必要條件。柔和的意思是操作手法柔軟而不僵硬、力道重而不停滯。千萬不要使用蠻力或粗暴的手法，而且變換動作時要注意協調性，按照步調循序漸進，「持久、有力、均匀、柔和」是基本按摩手法的要求，一定要經常練習，才不會失去按摩的手感。

　　接下來，要介紹在足部按摩中常用的各種手法，可以根據不同的情況來應用：

按法

手 勢：用拇指、食指、中指指端或者指腹垂直
　　　　按壓穴位。

技 巧：手指的著力點固定於穴位不動。力道由
　　　　輕而重。

功 效：具有放心寧神、放鬆肌肉的作用，多用
　　　　於較寬廣的穴區，治療有關慢性疾病。

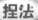

捻法

手 勢：利用拇指、食指捏住按摩穴位，兩指做
　　　　對稱有力的搓揉動作。

技 巧：動作靈活、節奏快而均勻，並且持續。

功 效：具有消腫止痛、緩解痙攣、潤滑關節的
　　　　作用，舒緩足趾小關節的不適症。

捏法

手 勢：以大拇指與食、中指（或其餘四指）將
　　　　肌肉一捏一放，做相對擠壓的動作。

技 巧：要循序漸進，均勻而有節奏性。

功 效：用於整個足部或腿部，具有舒筋活絡、
　　　　調理脾胃、消積化淤的作用。

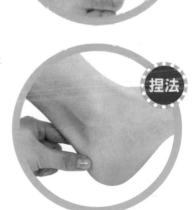

掐法

手 勢：用手指甲端用力掐穴位，多用拇指和其
　　　　他手指配合操作。

技 巧：刺激最強，逐漸用力，要控制力道。

功 效：多用於癲癇發作，神經衰弱時需治療的
　　　　狹小穴位。

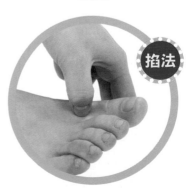

揉法

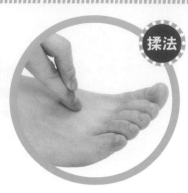

揉法

手 勢：指揉的手指固定相對穴道，以肘為支
點，前臂作主擺動，將力道經由手指傳
到所揉部位。掌揉法和點揉法操作方式
同指揉法。

技 巧：壓力要輕柔，動作協調，有節奏感。

功 效：具有消積導淤、去風散寒、舒筋活絡的
效果。常用於表體或區域較大穴位，治
療慢性病症、虛症、疲勞等疾病。

推法

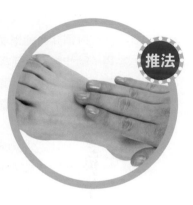

推法

手 勢：用單指、多指或掌根單向直線移動於一
定反射區。

技 巧：指腹和著力點要緊貼皮膚，力道穩定，
速度緩慢均勻，在同一區域上推動。

功 效：具有行氣活血、疏通經絡、舒筋理肌等
效果，常用於足底縱向移動的時候，治
療虛寒及慢性病痛。

搖法

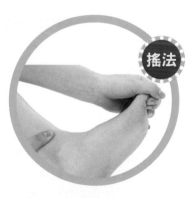

搖法

手 勢：按摩者一手托住接受按摩者的足跟，另
一手握住其足部，做均勻的環轉運動。

技 巧：不可太過用力，動作緩和，搖動範圍在
生理範圍之內。由小到大，由快到慢，
靈活圓轉。

功 效：具有潤滑關節、解除痙攣、整復錯位的
作用，常用於足趾及踝腕等穴區，治療
慢性病、老年病和局部傷痛。

點法

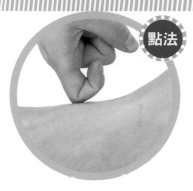
點法

手 勢：將食指彎曲以拇指的關節頂點施力，而食指向關節點壓穴位。

技 巧：面積小，刺激大，準確有力、不滑動滑移，力量調節幅度較大。

功 效：具有疏通經絡、活血止痛的作用。常用於急症、痛症、中骨縫處的穴位和用力較大而區域較小的穴位。

擦法

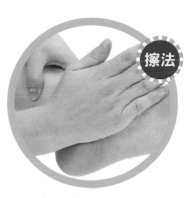
擦法

手 勢：用單指或手掌根部附著於足部，緊貼皮膚進行反覆而且快速的摩擦。

技 巧：腕關節自然伸直，前臂與手持平，著力不滯，迅速往復。

功 效：具有行氣活血、消腫止痛、健脾胃的作用，常用於足底各部位，順骨骼走向運動，治療虛寒症，精神性疾病。

摩法

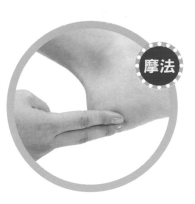
摩法

手 勢：由手掌掌面或手指指面附著於特定穴位，以手腕帶動手臂搖擺動作，順時針或逆時針循環移動。

技 巧：動作輕柔，速度均勻協調，頻率要快一些，有節奏感。

功 效：具有理氣、行氣和血、去淤消腫的作用，常用於足底較大區域，治療老年疾病、寒症、虛症。

拔法

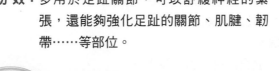

手 勢：以拇指與食指固定足底相對應關節一
　　　　端，垂直牽拉另外一端。

技 巧：用力適度均勻迅速。動作靈活和諧，要
　　　　沿著關節連接縱軸線用力一致。

功 效：多用於足趾關節，可以舒緩神經的緊
　　　　張，還能夠強化足趾的關節、肌腱、韌
　　　　帶……等部位。

踩法

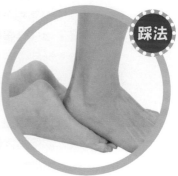

手 勢：按摩者利用足部踩壓，刺激接受按摩者
　　　　足底底部穴位。

技 巧：注重節奏步調，不能長時間重壓，視情
　　　　況加強力道。

功 效：常用於足底部的廣泛區域，特別是前足
　　　　底、足心和足趾，治療腦血管病，全身
　　　　疲乏疼痛。

滾法

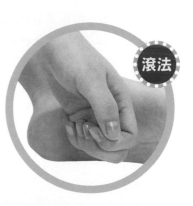

手 勢：手掌的指關節略曲，以手背指側部位貼
　　　　於治療區域，有節奏地做手腕關節與前
　　　　臂的旋轉動作。

技 巧：手法施力的部位要貼緊皮膚，不能拖動
　　　　或跳動。壓力、擺動幅度要均勻。

功 效：具有疏通經絡、驅風散寒、活血止痛、
　　　　放鬆肌肉的作用，常用於足背、足底面
　　　　積較寬處。治療風濕疼痛、麻木不仁、
　　　　肢體癱瘓……等疾病。

拿法

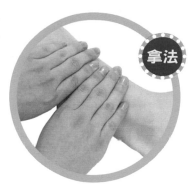

拿法

手 勢： 分為三指拿、四指拿、五指拿。用拇指和食、中指（或其餘四指）做相對用力，在一定部位或穴位上進行規律性的按壓、揉捏。

技 巧： 因為刺激較強，所以力道要由輕而重，不可突然用力，動作要緩和而有連貫性，才不會受傷。

功 效： 具有祛風散寒、通經活絡、去淤生新的作用，常用於較厚的肌肉筋腱，像是足部、踝部及腿部的放鬆治療。

撥法

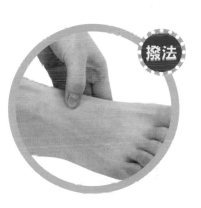

撥法

手 勢： 大拇指指端或指腹固定於皮膚上，做垂直方向來回撥動的手法，朝橫向肌肉或肌腱進行點推動作。

技 巧： 手法需要固定在部位上，不能在皮膚上移動，力道要由輕而重，沉穩而滲透。

功 效： 具有鬆解足部拉傷、行氣活血的作用，用於風濕疼痛和肌肉、韌帶受傷或扭傷的後期治療。

　　不知道各位讀者看完按法、捻法、捏法、掐法、揉法、推法、搖法、點法、擦法、摩法、拔法、踩法、滾法、拿法、撥法以上這15種基本按摩手法，有沒有一邊按摩一邊把步驟記起來，因為不同的手法將會對應不一樣的穴位和區域。所以筆者一再強調「持久、有力、均勻、柔和」這八字要訣，因為按摩必須要經過練習和臨床實踐，才能靈活運用，得心應手，就如同《醫宗金鑑》道：「一旦臨症，機能於外，巧生於內，手隨心轉，法從手出。」

下面是筆者整理出來的「穴位一點就通」，讓讀者可以馬上對照不同穴區應該使用什麼手法來按摩。

🌸穴位一點就通

手法	穴位
按法	足部寬闊面積穴區
捻法	足趾關節穴區
捏法	整個腿部、足部穴區
掐法	足部狹小穴區
揉法	區域較大的穴區
推法	足底縱向移動穴區
搖法	足趾、踝腕穴區
點法	中骨周圍附近以及力道較大、區域較小的穴區
擦法	順骨骼走向的穴區
摩法	足底較大穴區
拔法	足趾關節
踩法	足底、足心、足趾穴區
滾法	足背、足底等面積較寬穴區
拿法	足部、踝部、腿部穴區
撥法	順著肌腱走向的穴區

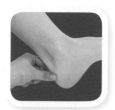

New style of foot massage

足部反射區按摩手法

足部反射區按摩手法是專門針對反射區而設計的按摩手法，可以配合按摩區域的形狀大小來尋找適當的手法。

以下將介紹11種專為足部反射區設計的按摩手法

足部按摩的要求準則

按摩方向：一般認為從遠心端向近心端按摩，可以促進血液和淋巴液的向心回流，盡可能採取「向心方向」，能夠利於排出廢物，增進新陳代謝。

定位姿勢準確：這是取得療效的首要條件。按摩者需要大略記下各反射區的位置，以正確的姿勢按摩刺激穴道。

力度均勻適當：認為足部按摩的力度越大越有效只是一般人的迷思，還是要依接受按摩者的身體狀況來評估。整個反射區所接受的力度應該是均勻的，力度應以接受按摩者感到舒適為原則。力度過大，會使接受按摩者產生劇烈疼痛，且不利於治療。

足部全面受力：不論面積大小，都不應施力於其中的一部分，而應施力於反射區的全部面積。假如只著重於固定反射區，其他相應反射區將無法達成循環。

補瀉手法：根據中醫學「虛則補之，實則瀉之；不虛不實，平補平瀉。」的原則，運用不同的手法在同個反射區，會產生不一樣的效果。

1. **按血流方向**：向心為補，離心為瀉。
2. **按經絡走向**：順經絡為補，逆經絡為瀉。
3. **按節奏快慢**：緩慢為補，急速為瀉。
4. **按手法方向**：順時針為補，逆時針為瀉。
5. **按手法輕重**：輕者為補，重者為瀉。

以下的幾種足部反射區按摩手法是筆者整理了多年臨床經驗，並且結合傳統中醫推拿按摩技巧，整合出11種專為足部反射區設計的按摩手法：

拇指點揉法

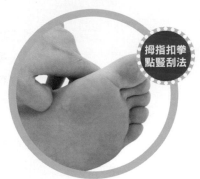

拇指點揉法

技 巧： 以拇指指端垂直於足部，在足部反射區域做點揉的動作，力道由輕漸漸變重，沉穩而滲透。

作 用： 腹股溝、肋骨、牙齒、上顎、下顎……等對應足部反射區。

拇指扣拳點暨刮法

拇指扣拳點暨刮法

技 巧： 以拇指第一指關節頂點處為著力點，先輕按，而後力道漸漸加重，最後平穩均勻作用於相對應足部反射區上。

作 用： 大腦、斜方肌、肺、生殖腺……等對應足部反射區。

拇食指扣拳法

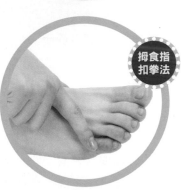

拇食指扣拳法

技 巧： 一隻手持足部，另一手握成拳狀，中指微微彎曲，拇食指要固定，呈現鐮刀狀，以中指接近指間關節為著力點，壓刮在足部反射區上。

作 用： 腎上腺、腎臟、輸尿管、膀胱、三叉神經、大腦、眼睛、耳朵、脾臟、橫結腸、降結腸、肝臟、膽囊、上半身淋巴腺、下半身淋巴腺、膝、盲腸、迴盲瓣……等對應足部反射區。

拇食指鉗壓法

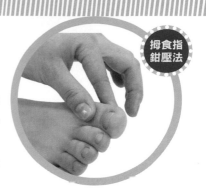
拇食指鉗壓法

技 巧：以拇指指端、食指指端同時施力鉗壓，以食指第一指節側面及拇指指端為著力點，由輕漸重的力度均勻沉穩地作用於足部反射區上。

作 用：本手法適用於足部頸椎、甲狀腺……等對應反射區。

雙拇指點推按法

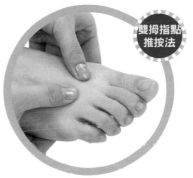
雙拇指點推按法

技 巧：雙手拇指與其餘四指分開，四指貼附於皮膚表面，拇指指端為著力點，同時作用於相對應足部反射區上，施力只需中等，重要的是要平穩均勻。

作 用：肩胛骨、胸、橫膈膜、腹腔神經叢……等對應足部反射區。

食指橫按法

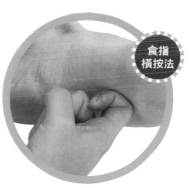
食指橫按法

技 巧：一隻手握成拳狀，另一隻手持足部，食指微微彎曲，以食指第二指關節背側面為著力點，進行由輕漸重的按壓。

作 用：胃、胰臟、十二指腸、斜方肌、肺及支氣管……等足部反射區。

食指扣拳法

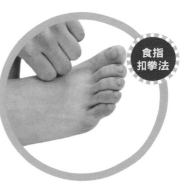
食指扣拳法

技 巧：一隻手抓住足部，另一手食指微曲，其餘四指握成拳狀，拇指要固定，以食指接近指間關節為著力點，壓刮在反射區上方。

作 用：肩關節、三叉神經、腎上腺、腎臟、輸尿管、膀胱……等足部反射區。

食指壓刮法

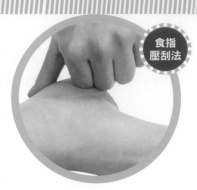
食指壓刮法

技 巧：一隻手持足部，另一手握成拳狀，食指微微彎曲，拇指要固定，再以食指第二節內側和第一關節頂點為著力點，進行由輕漸重的壓刮。

作 用：外側尾骨、內側尾骨……等足部反射區。

食指鉤拳法

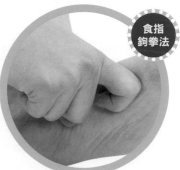
食指鉤拳法

技 巧：單手食指彎曲，形如鉤狀，以食指第一關節外側緣為著力點，用由輕漸重的力度均勻沉穩地作用於足部反射區上。

作 用：足部生殖腺（足外側）、子宮或前列腺……等反射區。

中食指捏壓法

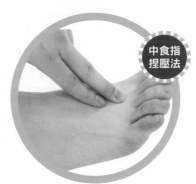
中食指捏壓法

技 巧：中指指端和食指指端一起施力捏壓，以雙指的指端或指腹為著力點，用循序漸進的力道均勻沉穩地作用於相應足部反射區上。

作 用：喉及氣管、食道、胸部淋巴腺、內耳迷路……等足部反射區。

中食指刮按法

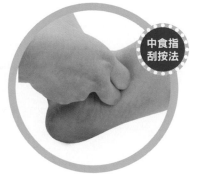
中食指刮按法

技 巧：中指與食指彎曲併攏，用雙指的第一指關節頂點為著力點，以由輕漸重的力度均勻沉穩地作用於足部反射區上。

作 用：胃、小腸、腹腔神經叢、肝臟……等相應足部反射區。

筆者根據多年的臨床經驗，將不同的手法對應區域大小，分成拇指點揉法、拇指扣拳點豎刮法、拇食指扣拳法、拇食指鉗壓法、雙拇指點推按法、食指橫按法、食指扣拳法、食指壓刮法、食指鉤拳法、中食指捏壓法、中食指刮按法。舉例來說：中食指捏壓法就適合按摩足背上區域不大的反射區，像是喉及氣管、食道、胸部淋巴腺……等反射區，搭配適當的按摩手法，才能讓療效發揮作用。以下是筆者為了讓讀者能夠快速查閱，所整理出來的「反射區專用按摩手法」。

🌸 反射區專用按摩手法

手法	反射區
拇指點揉法	腹股溝、肋骨、牙齒、上顎、下顎
拇指扣拳點豎刮法	大腦、額竇、斜方肌、肺臟、生殖腺
拇食指扣拳法	腎上腺、腎臟、輸尿管、膀胱、三叉神經、大腦、眼睛、耳朵、脾臟、橫結腸、降結腸、肝臟、膽囊、上半身淋巴腺、下半身淋巴腺、膝、盲腸、迴盲瓣
拇食指鉗壓法	足部頸椎、甲狀腺
雙拇指點推按法	肩胛骨、胸、橫膈膜、腹腔神經叢
食指橫按法	胃、胰臟、十二指腸、斜方肌、肺及支氣管
食指扣拳法	肩關節、三叉神經、腎上腺、腎臟、輸尿管、膀胱
食指壓刮法	外側尾骨、內側尾骨
食指鉤拳法	足部生殖腺（足外側）、子宮或前列腺
中食指捏壓法	喉及氣管、食道、胸部淋巴腺、內耳迷路
中食指刮按法	胃、小腸、腹腔神經叢、肝臟

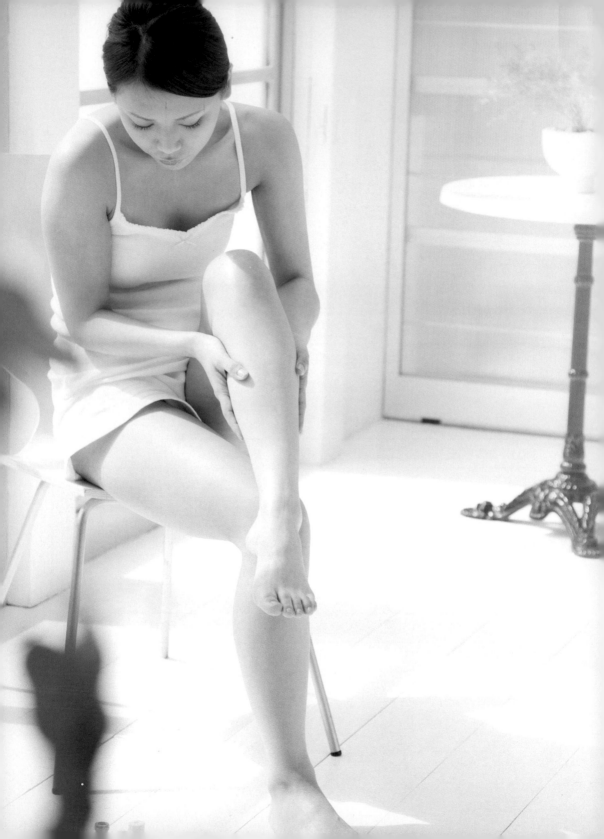

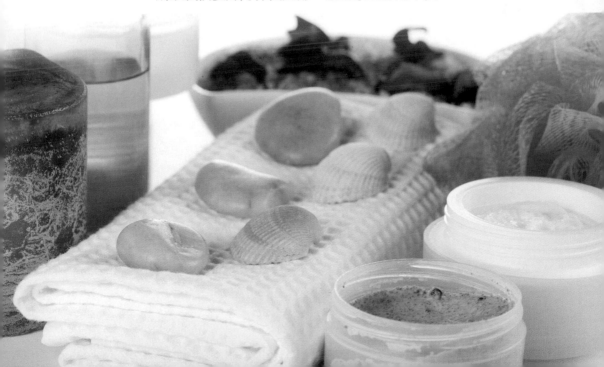

第三章 03 CHAPTER

足底穴道及反射區在哪裡

人的足部是由26塊骨骼所組成，為了支撐人體行走，
必須藉由足部的骨骼、肌肉、韌帶、以及足底
組織形成一個適應力很好的吸震結構，
甚至可以靠著肌肉來收縮和放鬆，彼此協調合作與密切聯繫，
才能夠進行站、坐、跑、跳各種不同的複雜活動。
所以我們要好好保養足部，讓它永遠行走下去。

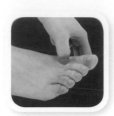

足部功能知多少

足部是人類生活中不可或缺的夥伴，讓我們能夠行動自如的器官，所以一定要好好地認識足部的構造和功能。

足部包含以下結構：足底、足背、足內側、足外側、足弓

足部富有豐富的血液循環系統，而且透過靈敏的神經感受器，經由傳導能力將神經衝動很快地輸入大腦，經過大腦的分析判斷，再透過神經傳送，調節身體狀態來適應環境。足部是人類直立行走的器官，在行走和奔跑時，必須要適應不同的道路狀況，同時還得保持人體直立的姿勢，是我們生活中不可或缺的伴侶。為了學習足部自然療法，一定要好好地認識足部的解剖結構和功能。

足部結構

為了適應直立行走和承受體重的需要，足底分別由足掌墊、緻密的上皮組織及相當厚的脂肪層組成，以防止行走、奔跑時的震盪。總體來說，足部主要包含以下幾種結構：足底、足背、足部的外側與內側、足弓。

足底

又稱足掌、腳板，位於人類身體的下肢部位的末端，是最直接接觸地面的部分。足底著地時，前掌、後跟、外側緣，三點著地支撐身體，構成一個平面，並且具有穩定性。

足背

又稱足背，是與足底相對應的平面，足底在下，足背在上，足底和足背共同構成了足部。足背常成斜坡狀，由足頸逐漸向下延伸至足趾，人們通常經由對足背的轉動方式，來達到延伸腿部作用；經常搓揉足

背，也可促進血液循環。

足外側

位於人體下肢部位的足部。是與大腿外側平行的側面部位。足外側
包含足踝骨，即小腿與足部的左右兩側的突起。人體站立於地面時，足
外側的外側緣會先著地。

足內側

位於人體下肢部位的足部，是與大腿內側平行的側面部位。足內側
也包含足踝骨。人體站立於地面的時候，內側緣是空虛的。足內側可見
足部明顯的弓起的空虛，也就是足弓。

足弓是人類特有的身體結構，是人類進化的產物，以及與動物的區
別。足弓包括縱向弓和橫向弓。足弓的存在使得足部具有彈性，可以減
輕人類在行走、跑步及承受重量時，地面造成的反衝力，減緩對人體內
臟器官的震盪。同時也保護了足底的神經血管。扁平足的發生就是由於
足弓的塌陷才降低了人的行走和跑跳能力，也降低了人的生活品質。因
此，我們必須經常加強各種體育訓練，才能促進與足弓相關的肌肉、韌
帶和骨骼的鍛鍊，同時應避免長時間的站立靜止姿勢。

足部雖然位於身體最遠端，事實上卻與人體頭部及各個內臟器官存
在著密切的聯繫。透過對足部的皮膚電位測試發現，足部與手部、頭部
的皮膚電位反應十分相近。這說明三者之間有很大的共通性和緊密的聯
繫。近代科學研究證實，足部對於環境溫度變化的感受，可以很快地引
起全身系統的生理和病理變化。

✚ 足部穴位

《黃帝內經》是我國最早的一部醫學經典，也是一部養生巨作。從
以前到現在都是中醫理論的基礎，強調天人合一，陰陽調和的重要性，
「經絡學說」當然也包含在裡面，筆者將足部穴道從《黃帝內經》挑選
出來，讓讀者能夠對穴位有更多的了解。

足部分布著十二正經中六條經的部分經穴。相關的經絡有：足陽明胃經、足太陽膀胱經、足少陽膽經、足少陰腎經、足厥陰肝經和足太陰脾經。足部共有傳統經穴33個，而奇穴是經過筆者20多年經驗整合的結果，具有十分重要的臨床意義。

❀ 經穴

經穴是指分布於十二經脈和督、任二脈的循環路線上的穴位，又稱為十四經穴，經絡與皮膚交會之處就是經穴所在的地方。十二經脈左右各有一條，所以十二經脈上的穴道，都是左右對稱，一個穴位名對照兩個穴道位置，而任、督二脈是「單行線」，其脈上的經穴則為單穴，一個名稱只對應一個穴道位置。經穴在《黃帝內經》裡只有160個穴名出現，到現代已經發展出361個穴名，670個穴位。經穴分布於十四經脈的循環路線上，所以與經脈的關係密切。中醫認為經絡是人體全身氣血運行的通路，內臟若有疾病，在身體表面上的相關部位會呈現異狀，因此，好好認識穴位，可以達到預防疾病的效果。

❀ 奇穴

未能歸屬於十四經脈的腧穴，既有固定的位置和穴名的經驗效穴，統稱經外奇穴，簡稱為奇穴，奇穴的治療範圍比較專一，多數穴位對某些病症有特殊療效。經外奇穴已經在1987年漢城會議和1989年日內瓦會議上通過認證。

奇穴被認可的標準為：

1. 該穴位被廣泛使用。

2. 該穴位須有臨床證明，並且有很明確的剖析位置。

3. 假如一個奇穴與已經存在的穴位同名，必須加上一個首碼來區別。

人 體 經 絡 系 統 的 組 成

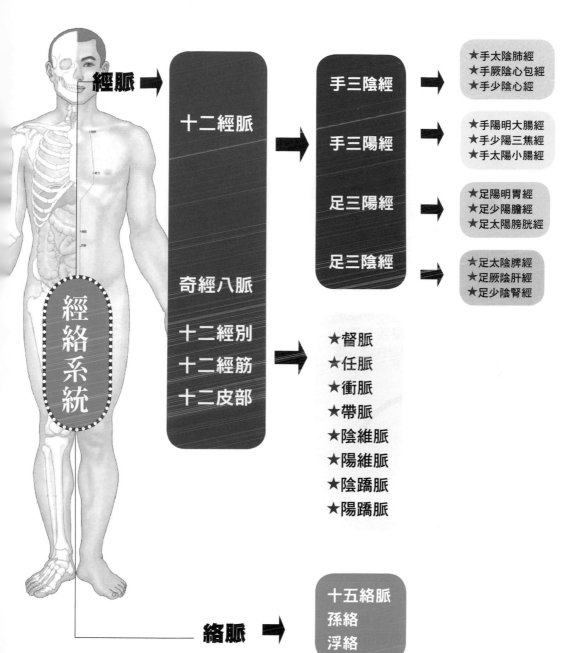

經脈 ➡

經絡系統

十二經脈 ➡

　手三陰經 ➡
- ★手太陰肺經
- ★手厥陰心包經
- ★手少陰心經

　手三陽經 ➡
- ★手陽明大腸經
- ★手少陽三焦經
- ★手太陽小腸經

　足三陽經 ➡
- ★足陽明胃經
- ★足少陽膽經
- ★足太陽膀胱經

　足三陰經 ➡
- ★足太陰脾經
- ★足厥陰肝經
- ★足少陰腎經

奇經八脈

十二經別
十二經筋
十二皮部 ➡

- ★督脈
- ★任脈
- ★衝脈
- ★帶脈
- ★陰維脈
- ★陽維脈
- ★陰蹻脈
- ★陽蹻脈

絡脈 ➡
- 十五絡脈
- 孫絡
- 浮絡

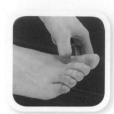

New style of foot massage

足部經穴分布圖解

經絡分布於全身，並且和臟腑相互連繫，透過經穴不僅能得知人體的警訊，還能達到養生的功效。

下面將以圖解方式介紹33個足部經穴

《黃帝內經‧靈樞經脈篇》：「夫十二經脈者，人之所以生，病之所以成，人之所以治，病之所以起，學之所始，工之所止也。粗之所易，上之所難也。」根據文獻記載，我們可以知道經絡分布於全身，和臟腑相互聯繫，因此可以透過穴道得知人體的警訊，甚至使用正確的穴道按摩來達到養生的功效。

足少陰腎經是人體先天之本，也是與人體臟腑器官具有最多關聯的一條經脈，它起於足底，止於胸前的俞府穴，主要循行於下肢的內側和軀幹正面，是擁有許多重要足部穴道的經絡，像是然谷、太谿，都是足少陰腎經的行經穴位。

以下將介紹33個足部經穴，另外筆者還特別精選出15個重要經穴，為讀者深入剖析其源頭、命名、按摩要領、取穴技巧，使讀者能夠更了解穴位分布和穴位特點。

🌸 經穴

湧泉

取 穴：足掌中線前1/3，彎曲足趾出現「人」字凹陷處，即為湧泉穴。

功 用：昏厥、驚風、咽喉腫痛、口乾、腹瀉、足乾裂、休克、高血壓、中風、中暑、失眠、心悸、暈眩、頭頂痛、小便不利、大便閉結。

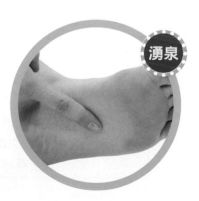

湧泉

然谷

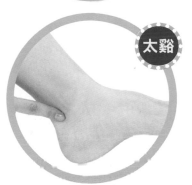
然谷

取 穴：足舟骨粗隆前下緣，赤白肉際凹陷處。
（赤白肉際：足部掌面與背面的交界
處）

功 用：月經失調、咳血、遺精、小兒破傷風、
足水腫、心肺病患、嘔吐、膀胱炎。

太谿

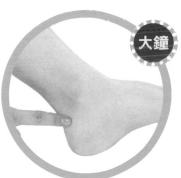
太谿

取 穴：位於足內側，內踝後方與足跟骨筋腱之
間的凹陷處。

功 用：牙痛、耳鳴、消渴、咽腫痛、咳血、月
經失調、腰痛、頻尿、失眠、哮喘、心
絞痛、遺精、陽萎、腎炎、脫髮、膀胱
發炎。

大鐘

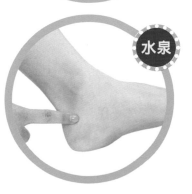
大鐘

取 穴：位於足內側，內踝後方與足跟骨筋腱之
間的凹陷處下方五分處，跟腱前緣。

功 用：小便不利、大便閉結、足跟痛、痴呆、
咳血、咽痛、氣喘、牙痛、淋病、子宮
痙攣、腰神經痛。

水泉

水泉

取 穴：位於足內側，內踝後方與足跟骨筋腱之
間的凹陷處下方1寸處（1寸為食指第一
關節和第二關節之間的長度）。

功 用：近視、月經失調、子宮下垂、小便不
利、足跟足踝痛、消水腫。

照海

取穴：內踝下緣凹陷處。

功用：咽喉腫痛、月經失調、陰挺、帶下、小便癃閉、失眠、癲癇。

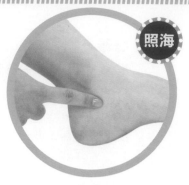

隱白

取穴：足大趾內側趾甲角旁0.2公分處。

功用：腹脹、月經過多、子宮痙攣、癲狂、急性腸炎、消化道出血、血便、驚風、失眠多夢……等病症。

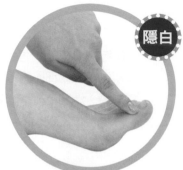

大都

取穴：足大趾內側，第一蹠趾關節前側緣，赤白肉際處。（赤白肉際：足部掌面與背面交界）

功用：腹脹、胃病、嘔吐、腹瀉、熱病汗不出、身重骨痛、煩亂、小兒抽痛、手足冰冷、疲倦、多夢、皮膚異常。

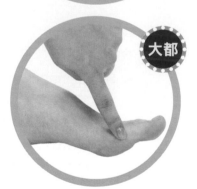

太白

取穴：足內側緣，足大趾本節（第一蹠骨關節）後下方，赤白肉際凹陷處。（赤白肉際：足部掌面與背面交界）

功用：腹脹、胃痛、嘔吐、腹瀉、身重、食後不化、胸脅脹滿、腸鳴、痢疾、便祕、腳氣、痔瘡、下肢神經痛、腰股痠痛。

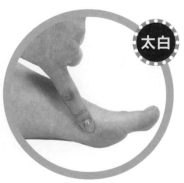

公孫

取　穴：足內側第一蹠骨基底的前下緣，第一趾
　　　　關節後1寸處。

功　用：胃痛、嘔吐、消化不良、腹痛、腹瀉、
　　　　痢疾、癲癇、月經不調、足踝痛、顏面
　　　　浮腫、食慾不振、生殖泌尿疾病。

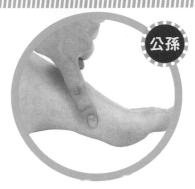

商丘

取　穴：足內踝前下方凹陷處。

功　用：腹脹、腹瀉、黃疸、飲食無法消化、足
　　　　踝痛、小兒抽搐病、舌根強硬、急慢性
　　　　腸炎。

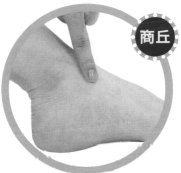

大敦

取　穴：足大趾外側趾甲旁外側約0.2公分處。

功　用：疝氣、目赤腫痛、崩漏（婦女不規則出
　　　　血）、子宮脫垂、遺尿、陰囊濕疹、大
　　　　便不通。

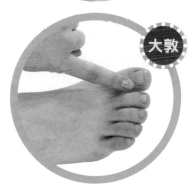

行間

取　穴：足大趾、第二趾之間凹下去的縫隙。

功　用：頭痛、脅痛、疝痛、雀目（白內障）、
　　　　癲癇、月經失調、尿道痛、遺尿、小便
　　　　不通、便祕、疝氣、煩熱失眠、膝關節
　　　　疼痛。

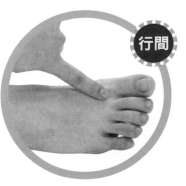

太衝

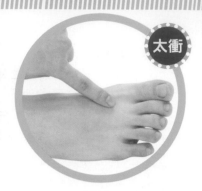

取 穴：在足背側第一、二蹠骨接合部的凹陷處，向上移動感覺到動脈時就是該穴。

功 用：肝膽疾病、高血壓、疝氣、失眠、暈眩、頭痛、目赤、小兒驚風、小便不利、血小板減少症、乳腺炎、便祕。

中封

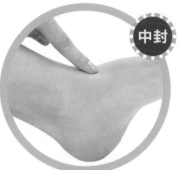

取 穴：在足背側距足內踝1寸處，脛骨前肌腱的內側凹陷處。

功 用：疝痛、遺精、小便不利、陰莖痛、肝炎、踝關節痛、黃疸、胸腹脹滿、腰痛、足冷、內踝腫痛。

解谿

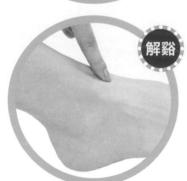

取 穴：足踝和足背交接的地方，拇長伸肌腱與趾長伸肌腱之間凹陷處。

功 用：頭痛、癲癇、下肢痿痺、足腕痛、消化不良、額痛、暈眩、腹滿脹氣、腸炎、便祕、糖尿病、目疾、浮腫、腎炎。

衝陽

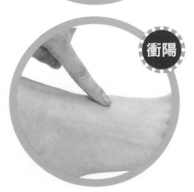

取 穴：足背側第二、三蹠骨間隙，足背最高點，解谿穴下1.5寸處。

功 用：口眼歪斜、牙痛、食慾減退、嘔吐、顏面神經痛及麻痺、小腹腫大、足背腫痛、精神病。

陷谷

取 穴：在足背側第二、三蹠骨接合部前方的凹陷處。

功 用：腸鳴、腹痛、足脛痛、足背腫痛、顏面浮腫、球結膜炎、水腫、鼻炎、胃下垂、頭痛。

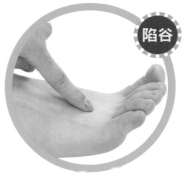

內庭

取 穴：在足背側第二、三趾間蹠趾關節前的交縫處。

功 用：齒痛、牙齦疼、腹脹、痢疾、熱病、三叉神經痛、喉痺、鼻血、胃痛、腹瀉、消化不良、蹠關節痛、足腫痛、腸疝痛、腹痛。

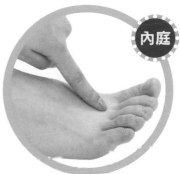

厲兌

取 穴：第二腳趾外側，距離腳趾甲0.5公分處。

功 用：心腹痛、癲癇、精神分裂症、喉痺、齒齦炎、失眠多夢、面腫、顏面神經麻痺、膝臏腫痛、熱病、鼻血。

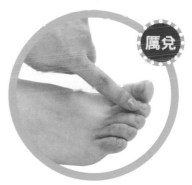

丘墟

取 穴：足踝外側前下方處，足部伸肌腱外側凹陷中。

功 用：膽絞痛、偏頭痛、落枕、胸脅痛、瘧疾、下肢痿痺、坐骨神經痛、腳氣病、腸疝痛、頸項痛、踝關節痛。

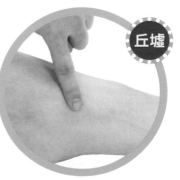

足臨泣

取穴：第四、五蹠骨接合部前方凹陷處，小趾
伸肌腱外側凹陷處。

功用：目疾、耳聾、偏頭痛、肋胸痛、膽痛疾
患、瘧疾、足麻痺、足攣急及疼痛、足
附紅腫、乳腺炎、頸淋巴結核病。

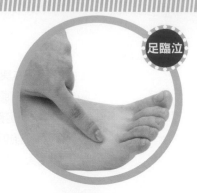
足臨泣

俠谿

取穴：第四、五趾間的縫隙端。

功用：目疾、耳鳴、耳聾、頰睡、脅痛、熱病
足背腫痛、五趾拘攣、頭痛、四肢浮
腫、全身痛無定處、下肢麻痺、高血
壓、足心熱。

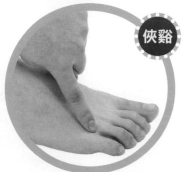
俠谿

地五會

取穴：足背前部，第四、五蹠趾關節間後方凹
陷中。

功用：風濕痛、足背腫痛、目赤腫痛、咳血、
乳腺炎、腋下腫痛。

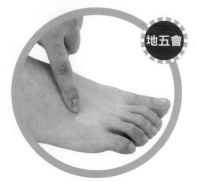
地五會

足竅陰

取穴：第四趾外側趾甲旁約0.2公分處。

功用：偏頭痛、目痛、脅痛、熱病、呃逆（打
嗝）、咳逆（咳嗽）、耳鳴、多夢。

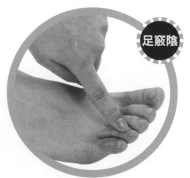
足竅陰

崑崙

取 穴：足部外踝後方與跟腱之間的凹陷處。

功 用：頭痛、項強、腰背痛、踝關節及周圍軟組織疾病、足跟腫痛、小兒驚風、難產、胞衣（胎盤、胎膜）不下、暈眩、甲狀腺腫大、鼻血、肩臂僵直。

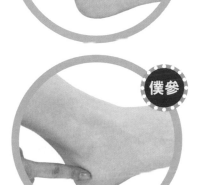

僕參

取 穴：崑崙穴下方1.5寸處。

功 用：足跟痛、足痿不收（脊髓性肌肉萎縮症）、膝蓋腫痛、腳氣病、癲癇精神病、牙齒痛、牙周病。

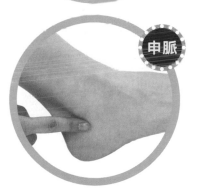

申脈

取 穴：足部外踝下緣凹陷處。

功 用：頭痛、暈眩、腰腿痠痛、癲癇、目赤腫痛、踝關節扭傷、內耳眩暈、精神分裂症、中風、腦膜炎、腳氣病。

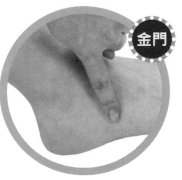

金門

取 穴：足外側緣，第五蹠骨粗隆後上方凹陷處。

功 用：癲癇、小兒抽搐、耳聾耳鳴、腰痛、外踝痛、前頭痛、牙痛。

京骨

取 穴：足外側緣，第五蹠骨粗隆赤白肉際處。

功 用：頭痛、項強、癲癇、腰腿痛、心肌炎、腦膜炎、目翳（角膜潰爛、角膜炎）、膝關節痛、足部攣急（小腿伸曲不利）、鼻血。

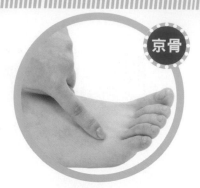

束骨

取 穴：足外側緣，第五蹠骨距趾關節後上方凹陷中。

功 用：癲癇、頭暈、頭痛、目疾、身熱、耳聾、項強、腰髖痛、小腿後部劇痛、痢疾、痔瘡、肩頸疼痛。

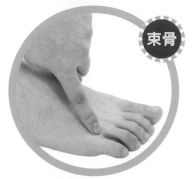

足通谷

取 穴：足外側緣，第五蹠趾關節前，下方凹陷處。

功 用：頭痛、目眩、鼻血、項強、子宮充血、癲狂、肩頸痠痛、麻痺、暈眩、凍傷。

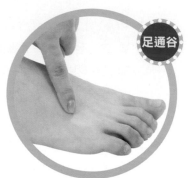

至陰

取 穴：足小趾外側趾甲旁約0.2公分處。

功 用：頭痛、目痛、胎位不正、難產、胞衣（胎盤、胎膜）不下、鼻塞、鼻血、中風、遺精、月經不順、更年期綜合症。

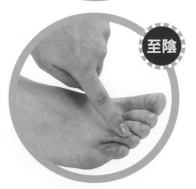

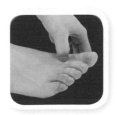

《黃帝內經》穴位解析

《黃帝內經》的宗旨是提倡健康長壽，並且靠身體的自癒力，達到暢通氣血、增強新陳代謝的效果。

以下將介紹行經足部的6條經脈與15個重點穴道

《黃帝內經》一直是中醫理論的基礎，也是中國人奉行的生活起居寶典，「經」的含義是「根本」的意思，代表其不變的特性，《黃帝內經》這本書作者和寫作年代都不確定，他們爲了彰顯古代醫家統一天下醫學的決心，以及避免醫學觀念像春秋戰國時代一樣不和諧，各個不同派系放棄自己的某些堅持，求得中庸之道和陰陽調和，所以沿用「黃帝」的權威，確保這本經典可以持續流傳，造福後人。

《黃帝內經》的宗旨是提倡健康長壽，同時不靠藥物，完全靠自己的自癒力，非常符合足部自然療法的訴求，在穴道上按摩可以達到暢通氣血、增強新陳代謝的效果，再以正確的手法刺激穴道，使身體在最放鬆的狀態下，打通經絡、血管、淋巴、臟腑內的阻礙，恢復身體的健康，因此筆者將《黃帝內經》裡行經各個經絡的足部穴道統整出來，提供讀者參考，讓兩者能夠達到相互輝映的效果。

透過《黃帝內經》可以得知行經足部經絡包含：**足陽明胃經、足太陽膀胱經、足少陽膽經、足少陰腎經、足厥陰肝經和足太陰脾經**。

足部的經脈運行比較複雜，腿部前面偏外側行經的是**足陽明胃經**，重要的足部穴道包含解谿、內庭、厲兌，**足少陽膽經**行經腿的外側，一直從臀部通到足臨泣、足竅陰，而**足太陽膀胱經**行經腿後面的正中線會經過崑崙、申脈、至陰。

腿部的內側由三條經脈所主導，分別是**足太陰脾經、足少陰腎經、足厥陰肝經**。經過足太陰脾經包含公孫、隱白，位於**足太陰腎經**的足部穴道有湧泉、太谿，而行經**足厥陰肝經**的重要穴道爲大敦、太衝、中封。

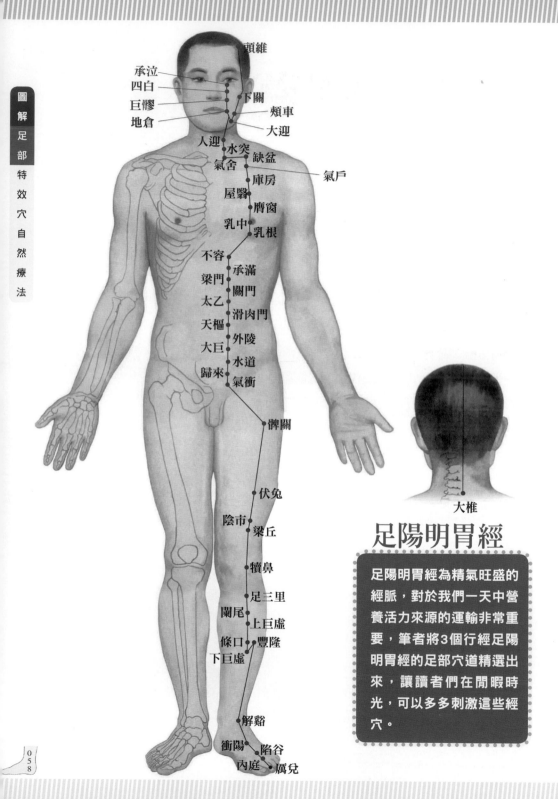

頭維

承泣
四白
巨髎
地倉

下關
頰車
大迎

人迎
水突
氣舍
缺盆
氣戶

庫房
屋翳
膺窗
乳中
乳根

不容
承滿
梁門
關門
太乙
滑肉門
天樞
外陵
大巨
水道
歸來
氣衝

髀關

伏兔
陰市
梁丘

犢鼻
足三里
闌尾
上巨虛
條口
豐隆
下巨虛

解谿
衝陽
陷谷
內庭
厲兌

大椎

足陽明胃經

足陽明胃經為精氣旺盛的經脈，對於我們一天中營養活力來源的運輸非常重要，筆者將3個行經足陽明胃經的足部穴道精選出來，讓讀者們在間暇時光，可以多多刺激這些經穴。

解谿穴

《針灸甲乙經》曰：「白膜覆珠，瞳子無所見；風水面腫，顏黑。解谿主之。」；《備急千金要方》云：「腹大下重；厥氣上柱腹大；膝重腳轉筋，濕痺。」；《類經圖翼》曰：「瀉胃熱。」。根據上面文獻記載，可以得知此穴道對眼睛、腹部、踝膝，具有較佳的治療效果。有的時候，明明沒有蛀牙的人按摩解谿穴，不但能使上述症狀得到改善，還有很好的保健調理效果。

按摩解谿穴，頭痛不再來

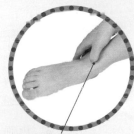

解谿穴

★取穴技巧★

> 屈膝，大拇指在上，其餘四指指腹循脛骨直下至足腕處，在繫鞋帶處、兩筋之間的凹陷即是該穴。

命名

解，散的意思；谿，地面流行的經水。「解谿」的意思就是指胃經的地部經水由本穴解散並流溢四方。此穴的物質是豐隆穴傳來的地部經水，經水流於本穴後，因為此處穴位的通行管道狹小，所以地部經水滿溢而流散經外，因此名為「解谿」。

按摩要點

(1) 用同側的手掌撫膝蓋處，拇指在上，四指的指腹循脛骨直下至足腕處，在繫鞋帶處，兩筋之間有一凹陷。

(2) 用中指的指腹用力向內按壓。

(3) 每天早晚各按壓一次，每次大約1～3分鐘。

內庭穴

「內庭次趾外，本屬足陽明，能治四肢厥，喜靜惡聞聲，癮疹咽喉疼，數欠及牙疼，瘧疾不能食，針著便惺惺。」說明的就是內庭穴這個穴位的作用。很多人常常感到手腳冰冷，非常容易心煩意亂，甚至出現完全不想動的心態，這是因為身體的血液循環不好而造成的現象，那就趕快按摩你的內庭穴吧，一定會有立竿見影的作用。

按摩內庭穴，和牙痛說掰掰

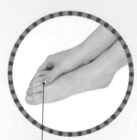

內庭穴

★取穴技巧★

屈膝，大拇指放在足背，並置於第二趾與第三趾之間，足趾縫盡頭的凹陷處即是。

命名

內，指深處；庭，指居處；因為此處穴位對喜靜臥、惡聞聲等病症具有療效。其次，因為這個穴位治療的病症，幾乎不在穴位近處，而是多在頭、腦、腹、心這樣的部位，它的主要作用與人體內部組織有關，門內稱庭，此穴之下為厲兌穴，兌在《易經》中指的是口，口為門，此處穴位在門之內，所以名為內庭穴。

按摩要點

(1) 屈膝，右手大拇指放在足背。

(2) 彎曲大拇指，用指尖下壓揉按內庭穴，有脹痛的感覺。

(3) 早晚各揉按一次，先左後右，每次揉按約1～3分鐘。

厲兌穴

有的人總是睜著眼睛，在床上輾轉反側；或是夜裡不斷地做夢，可是到了白天，他們卻全身疲乏，四肢無力，而且總想睡覺。根據衛生署藥政處統計，台灣失眠人口大約兩百萬人，平均每一千人服用9.1顆安眠藥，顯示國人的睡眠品質出現嚴重問題。長期按摩厲兌穴，就能改善失眠情況。依據《針灸大成》：「瘧瘴從髭出者，厲兌、內庭、陷谷、衝陽、解谿……屍厥如死及不知人事，灸厲兌三壯。」可以知道厲兌穴具有治療休克的功效。

按摩厲兌穴，保證夜夜好眠

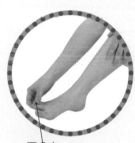

厲兌穴

★取穴技巧★

屈膝，手拇指在足背。彎曲大拇指，指甲所在第二趾外側指甲角處即是。

 命名

厲，是危、病的意思；兌，是口的意思。在中醫裡面，把胃稱為水穀之海，我們的身體接受食物必須要使用嘴巴。而此處穴位主要治療口噤不能食、嘴巴歪，以及胃腸方面的疾病，所以名叫「厲兌」。

 按摩要點

(1) 屈膝，將右手的四指放在足底，托著足部，拇指放在足背。

(2) 大拇指彎曲，用指甲垂直掐按在穴位處，有刺痛感。

(3) 每天早晚各掐按一次，先左後右，每次大約1～3分鐘。

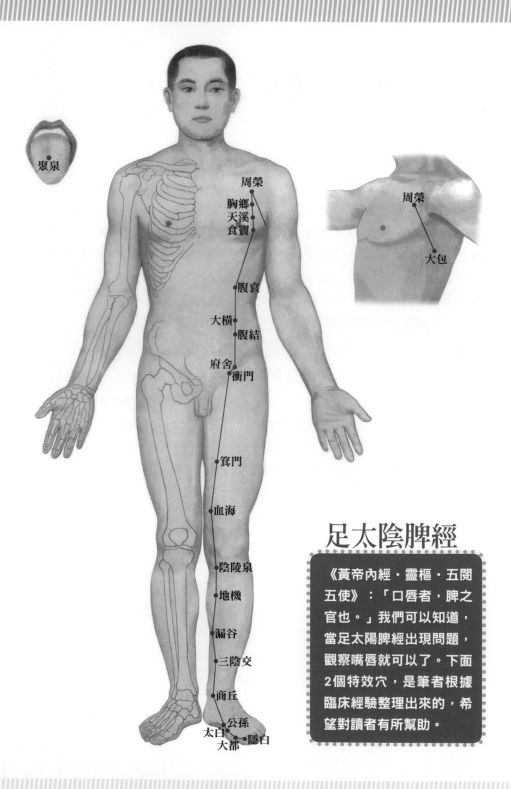

聚泉

周榮
胸鄉
天溪
食竇

腹哀

大橫
腹結

府舍
衝門

箕門

血海

陰陵泉
地機

漏谷

三陰交

商丘

公孫
太白　隱白
大都

周榮

大包

足太陰脾經

《黃帝內經・靈樞・五閱五使》：「口唇者，脾之官也。」我們可以知道，當足太陽脾經出現問題，觀察嘴唇就可以了。下面2個特效穴，是筆者根據臨床經驗整理出來的，希望對讀者有所幫助。

公孫穴

《史記‧五帝本紀》說：「黃帝者，少典之子，姓公孫，名曰軒轅。」公孫就是黃帝，黃帝位居中央，統治四方，就猶如人體中的公孫穴，它是脾經的絡穴，和衝脈相通，統領全身。而作為統領全身的穴位，它最直接的效果就體現在人體的胸腹部。出現在胸腹部的所有問題，例如：腹脹、不明原因的腹痛、心痛、胸痛，都可以透過按壓公孫穴得到緩解，而且經常按摩公孫穴，也是養生保健的核心。

按摩公孫穴‧遠離胸腹疼痛

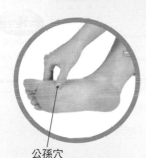

公孫穴

★取穴技巧★

屈膝，用右手輕握右足背，大拇指彎曲，則大拇指所在位置即是。

 命名

公孫，即公之輩與孫之輩，指此處穴位內的氣血物質與脾土之間的關係。在五行中，脾經物質屬土，其父為火，其公為木，其子為金，其孫為水。此穴內物質來自兩個方面，一是太白穴傳來的天部之氣；二是地面孔隙傳來的衝脈高溫經水。脾經與衝脈的氣血在此穴相會後化成了天部的水濕風氣。由於此穴物質為天部水濕風氣，橫向輸散至脾胃二經，有聯絡脾胃二經各部氣血的作用。

按摩要點

(1) 用右手輕握右足背，大拇指彎曲。
(2) 指尖垂直揉按穴位，有酸、麻、痛的感覺。
(3) 早晚揉按一次，每次揉按1～3分鐘。

隱白穴

月經是女人特有的生理現象，也是為了繁衍生命而存在的。有的人每次的經期都很規律，但是有的人卻因為飲食、情緒、身體、藥物……等原因，導致月經不規律，時有變化，甚至有的時候還會大量流血不止，或者間歇不斷（俗稱崩漏），此時不僅會影響到身體健康，情況嚴重的話，還有可能會危及到生命安全。如果遇到了這種情況，可以按壓患者的隱白穴，也可以用艾草稍微輕燙此穴，這樣就會有立即止血的作用。

按摩隱白穴，月經規律按時來

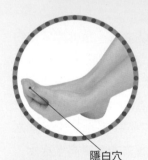

隱白穴

★取穴技巧★
把足部抬起，用另一手大拇指按壓足大趾內側趾甲角旁即是。

命名

隱，隱祕、隱藏的意思；白，指肺的顏色、氣。「隱白」的意思就是指脾經體內經脈的陽熱之氣由此穴外出脾經體表經脈。此處穴位由地部孔隙與脾經體內經脈相連，穴內氣血是脾經體內經脈外傳之氣，因為氣蒸發外出，不易被人察覺，所以稱「隱白」。另外，這個穴位隱藏在足大趾下的皺紋中，此穴處的肌肉色白，稱為「隱白」。隱白穴也被稱為鬼壘穴、鬼眼穴、陰白穴。

按摩要點

(1) 把足部抬起，用另一手的大拇指指甲垂直掐按穴位，有刺痛感。
(2) 每天早晚各掐按一次，每次大約掐按1～3分鐘。

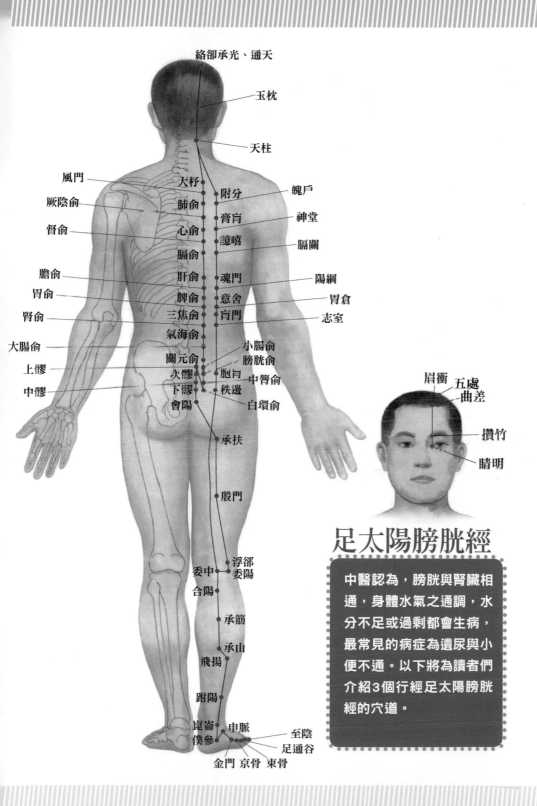

絡卻承光、通天

玉枕

天柱

風門
厥陰俞
督俞

大杼
肺俞
心俞
膈俞
肝俞
脾俞
三焦俞
氣海俞
關元俞
火髎
下髎
會陽

附分
膏肓
譩譆
魂門
意舍
肓門

魄戶
神堂
膈關
陽綱
胃倉
志室

膽俞
胃俞
腎俞

大腸俞
上髎
中髎

小腸俞
膀胱俞
中膂俞
白環俞

胞肓
秩邊

承扶

殷門

委中
合陽

浮郄
委陽

承筋
承山

飛揚

跗陽

崑崙
僕參

申脈

至陰
足通谷

金門 京骨 束骨

眉衝 五處
曲差

攢竹
睛明

足太陽膀胱經

中醫認為，膀胱與腎臟相通，身體水氣之通調，水分不足或過剩都會生病，最常見的病症為遺尿與小便不通。以下將為讀者們介紹3個行經足太陽膀胱經的穴道。

崑崙穴

崑崙穴能夠舒筋化濕、強腎健腰。中國古代醫書《醫宗金鑒》中寫道：「足腿紅腫崑崙主，兼治齒痛亦能安。」。在《肘後歌》中也記載道：「腳膝經年痛不休，內外踝邊用意求，穴號崑崙並呂細。」由此可見，這個穴位對於腿足紅腫、足腕疼痛、足踝疼痛，都能夠疏通經絡，消腫止痛。在古代的《醫書入門》中還記載道：「背曲杖行之人，針兩足崑崙，能夠投杖而走。」由此可知這個穴位對腰、腿和背部脊椎具有很好的療效。

按摩崑崙穴，足腿紅腫不用愁

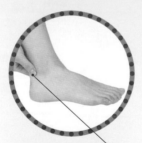

崑崙穴

★取穴技巧★

將要按摩足部向斜後方移至身體側邊，足跟抬起。用同側手，掌心朝上扶住足跟底部。大拇指彎曲，指腹置於外足踝後的凹陷處，則大拇指所在位置即是。

命名

崑崙，廣漠無垠的意思，指膀胱經的水濕之氣在這裡吸熱上行。本穴物質是膀胱經，經過水的汽化之氣，性寒濕，由於足少陽、足陽明二經的外散之熱的作用，寒濕水氣吸熱後也上行並充斥於天部，穴中各個層次都有氣血物質存在，就像廣漠無垠的狀態一樣，所以名「崑崙」，也稱為「上崑崙穴」。

按摩要點

(1) 將要按摩的足部稍向斜後方移至身體旁側，足跟抬起。用同側的手，四指在下，掌心朝上扶住足跟底部。

(2) 大拇指彎曲，用指節從上往下輕輕刮按，會有非常疼痛的感覺。

(3) 孕婦忌用力刮按。

申脈穴

中國古代的《醫宗金鑒》中，有一首關於申脈穴的歌訣：「腰背脊強足踝風，惡風自汗或頭痛，手足麻攣臂間冷，雷頭赤目眉棱痛，吹乳耳聾鼻出血，癲口肢節苦煩疼，遍身腫滿汗淋漓，申脈先針有奇功。」這首歌訣，說的就是申脈穴的作用和功效。在人體的穴位中，這是一個非常有用的穴位，它對於足踝紅腫、手足麻木、乳房紅腫、頭汗淋漓等症，都具有良好的療效。

按摩申脈穴，腰背踝痛皆有效

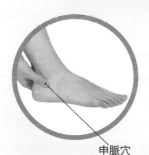

申脈穴

命名

申，指這個穴位在八卦中屬金，因為穴內為肺金特性的涼濕之氣；脈，脈氣的意思。本穴物質是來自膀胱經金門穴以下各穴上行的天部之氣，其性偏熱（相對於膀胱經而言），與肺經氣血同性，所以名「申脈穴」，也稱「鬼路」、「陽蹻」。

★取穴技巧★

將要按摩的足部向斜後方移至身體側邊，足跟抬起。右手掌心朝上，扶住足跟底部。大拇指彎曲，指腹置於外足踝直下方凹陷中，則大拇指所在之處即是。

按摩要點

(1) 把要按摩的足部稍微向斜後方移動到身體的旁側，足跟抬起。

(2) 右手掌心朝上，扶住足跟底部。

(3) 大拇指彎曲，指腹放在外足踝直下方的凹陷中，垂直按壓有痠痛感。

(4) 用拇指的指腹按揉穴位，左右兩穴，每次各按揉1～3分鐘。

至陰穴

在中國古代社會裡，婦女生育是非常危險的事，當時沒有現代醫療設備，就連正常懷孕生產的女性都有可能因為感染等其他原因導致死亡，更何況是異位妊娠。因此，中國古代的醫家們發現，在女性懷孕第29週到40週之間，針對至陰穴進行艾灸，持續治療4週以上時間，就能夠有效糾正胎位，使異常的胎位轉變為正常胎位。同時，經常按摩或者灸治至陰穴，對女性月經不調、崩漏、帶下、經痛、更年期綜合症等症狀，也具有治療和改善作用。

按摩至陰穴，緩解婦科疾病

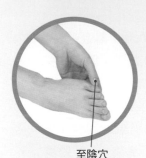

至陰穴

★取穴技巧★

左手末四指握足底，掌心朝上，拇指彎曲，置於足小趾端外側，趾甲角旁，則拇指指尖所在之處即是。

命名

至，極的意思；陰，寒、水的意思。「至陰」的意思是指人體內膀胱經的寒濕水氣由此外輸體表。此穴中物質是來自體內膀胱經的寒濕水氣，位於人體最底部，是人體寒濕水氣到達的極寒之地。因為此穴有孔隙與體內相通，是膀胱經體內與體表的氣血交換處，所以又名「膀胱經井穴」。

👍 按摩要點

(1) 把要按摩的足部稍微向斜後方移至身體的旁側。足趾斜向外側翹起。

(2) 拇指彎曲，放在足小趾外側，趾甲角旁，拇指指尖所在部位即是穴位。

(3) 用拇指的指甲垂直下壓，掐按穴位，有刺痛感。每次左右各掐按1～3分鐘，或者兩側同時掐按。

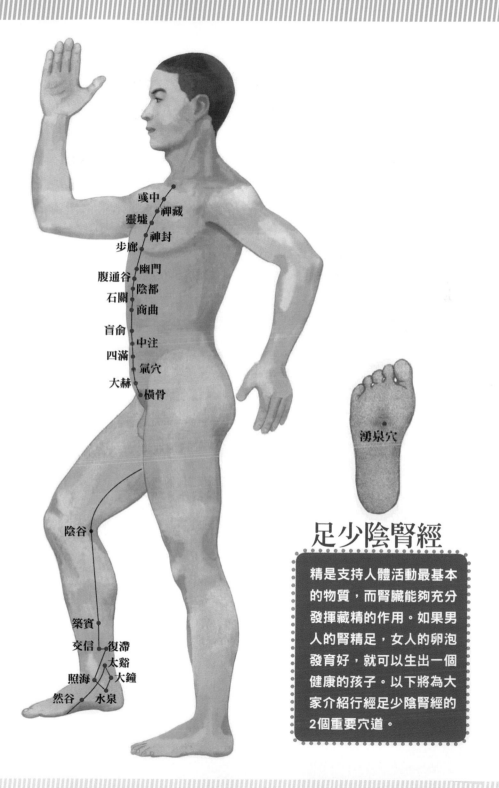

或中
神藏
靈墟
神封
步廊
幽門
腹通谷
陰都
石關
商曲
肓俞
中注
四滿
氣穴
大赫
橫骨

湧泉穴

足少陰腎經

精是支持人體活動最基本的物質，而腎臟能夠充分發揮藏精的作用。如果男人的腎精足，女人的卵泡發育好，就可以生出一個健康的孩子。以下將為大家介紹行經足少陰腎經的2個重要穴道。

陰谷

築賓
交信
復溜
太谿
照海
大鐘
然谷
水泉

湧泉穴

湧泉穴是腎經的首要穴位，據《黃帝內經》記載：「腎出於湧泉，湧泉者足心也。」《內經圖說》中把按摩湧泉穴稱為做「足功」，可以獲得強身健體，延年益壽的作用。《韓氏醫通》上記載道：「多病善養者，每夜令人擦足心（湧泉），至發熱，甚有益。」。北宋著名大文豪蘇東坡也在《養生記》中，把擦湧泉穴視為養生之道。《壽視養老新書》中指出：「旦夕之間擦湧泉，使腳力強健，無痠弱酸痛之疾矣。」經常按摩湧泉穴還能增強人體的免疫功能，能夠提高抵抗傳染病的能力。

按摩湧泉穴，治療腰痠緩背痛

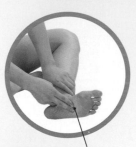

湧泉穴

★取穴技巧★

足掌朝上，用左手輕握，四指置於足背，右手大拇指按壓處即是。

命名

湧，溢出的意思；泉，泉水。「湧泉」是指體內腎經的經水從此處穴位溢出體表，所以稱「湧泉」。

按摩要點

(1) 正坐，把一隻足部翹在另一隻的腳上，足掌盡量朝上。

(2) 用另一側的手輕握住足部，四指放在足背上，大拇指彎曲並放在穴位處。

(3) 用大拇指的指腹由下往上推按穴位，有痛感。

(4) 左右足心每日早晚各推按1～3分鐘。

太谿穴

此穴位名出自《靈樞・本輪》中，其「谿」等同於「溪」，《針灸大成》中稱它為呂細。這是一個特殊的穴位，具有「決生死，處百病。」的作用。《經穴解》中也說：「穴名太谿者，腎為人身之水，自湧泉發源；尚未見動之形，溜於然谷，亦未見動之形，至此而有動脈可見。溪乃水流之處，有動脈則水之形見，故曰太谿。溪者；水之見也；太者，言其淵不測也。」

按摩太谿穴，暢通氣血治耳鳴

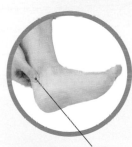

太谿穴

★取穴技巧★

把足部拱起來，用右手輕握，四指置放腳背，彎曲大拇指按壓即是。

命名

太，大的意思；谿，同「溪」，溪流的意思。「太谿」意指腎經水液在此形成較大的溪水。此穴內性質是然谷穴傳來的冷降之水，到本穴後，冷降水形成了較為寬大的淺溪，因此名「太谿」，也稱「大溪」、「呂細」。「呂細」的意思是形容在此穴內流行的底部經水，水面寬大而流動緩慢，故得此名。

按摩要點

(1) 把足部拱起來，用右手輕握，四指置放足背。

(2) 大拇指彎曲，從上往下刮按，有脹痛感（注意，不要用力過度，尤其孕婦更要特別小心用力）。

(3) 每天早晚各刮按1～3分鐘。

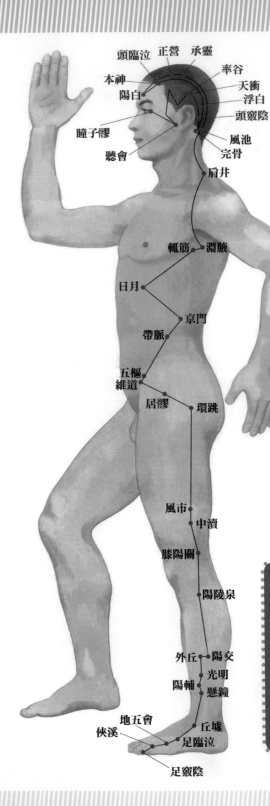

頭臨泣　正營　承靈

本神　　　　　率谷

陽白　　　　　天衝

　　　　　　　浮白

瞳子髎　　　　頭竅陰

聽會　　　　　風池

　　　　　　　完骨

　　　　　　　肩井

輒筋　淵腋

日月

　　　京門

帶脈

五樞

維道

居髎　　環跳

風市

　　中瀆

膝陽關

　　　陽陵泉

外丘　陽交

　　　光明

陽輔　懸鐘

地五會　　丘墟

俠溪　　足臨泣

　　　足竅陰

足少陽膽經

刺激膽經可以幫助決斷，所以當人們事情想不清楚，決斷力不夠時，經常會有抓頭的動作，其實我們所抓的地方就是膽經的行經之處。下面將介紹2個位在足少陽膽經的足部穴道。

足臨泣穴

這是人體的一個重要穴位，古代醫書中有很多關於這個穴位的介紹。《針灸甲乙經》云：「胸心痛，不得息，痛無常處，臨泣主之。」；《圖翼》云：「主治胸滿氣喘，目眩心痛，缺盆中及腋下馬刀瘍，痺痛無常。」根據醫書上的記載，這個穴位可以治療頭痛、頭眩、目澀、身痺、寒熱、胸肋脹滿、喘氣、心痛不得、乳腫、腋下腫、手足中風不舉、痛麻發熱拘攣、筋牽、腿疼、眼腫赤疼、齒痛、耳聾、咽腫……等疾患。

按摩足臨泣穴，舒緩手足舉動難

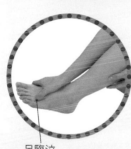

足臨泣

★取穴技巧★

正坐，垂足，抬左足翹置於座椅上，伸左手，輕握左足趾，四指在下，彎曲大拇指，用指甲垂直輕輕掐按穴位即是。

 命名

足，指穴位在足部；臨，居高臨下的意思；泣，眼淚。「足臨泣」指膽經的濕氣在此化雨冷降。本穴物質為丘墟穴傳來的水濕風氣，到達本穴後，水濕風氣化雨冷降，氣血的運行變化就像淚滴從上面滴落一樣，所以名為「足臨泣」。

按摩要點

(1) 正坐、垂足，抬起左足翹放在座椅上，伸出左手，輕輕握住左足趾，四指在下，大拇指彎曲，用指甲垂直輕輕掐按穴位。

(2) 用大拇指的指腹按揉穴位，有痠、脹、痛的感覺。

(3) 先左後右，兩側穴位每次大約按揉1～3分鐘。

足竅陰穴

不知你是否有過這樣的體驗，生氣或疲累後，乳房下肋部位會感到疼痛，而且不斷咳嗽，嚴重時，甚至有上氣不接下氣的感覺。在這種情況下，你可以按摩足竅陰穴，能幫助你止痛、定咳、順氣。在古代醫書中，關於這個穴位的作用有不少記載，說明此穴能夠治療「脅痛不得息、咳而汗出、手足厥冷、煩熱、轉筋、頭痛、喉痺、舌卷乾、耳聾、耳鳴、癰疽、膽寒不得臥、夢魘、肘臂不舉。」等病症。

按摩足竅陰穴，止咳順氣不求人

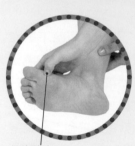

足竅陰穴

★取穴技巧★

屈膝，伸出右手，輕輕握住左足部的足趾，大拇指彎曲，指尖位置即為穴位。

命名

在五行中，這個穴位屬金。足，指穴位在足部；竅，空竅的意思；陰，指穴內物質為陰性水液。「足竅陰」的意思是指膽經經水由此穴回流體內的空竅之處。本穴為膽經體內與體表經脈的交會點，由於膽經體表經脈的氣血物質為地部經水，位於高處，因此循本穴的底部孔隙回流體內，所以名為「足竅陰」。因本穴有地部孔隙連通體內，故為膽經井穴。

按摩要點

(1) 屈膝，伸出右手，握住左足的足趾，大拇指彎曲，用指甲輕輕掐按穴位。

(2) 用大拇指的指腹按揉穴位，會有痠、脹、痛的感覺。

(3) 先左後右，兩側穴位按揉1～3分鐘。

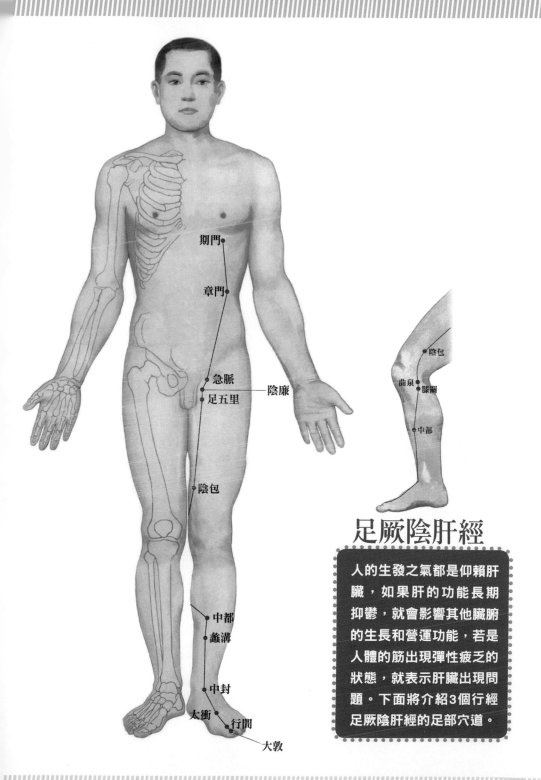

期門

章門

急脈

陰廉

足五里

陰包

陰包

曲泉

膝關

中都

中都

蠡溝

中封

太衝

行間

大敦

足厥陰肝經

人的生發之氣都是仰賴肝臟，如果肝的功能長期抑鬱，就會影響其他臟腑的生長和營運功能，若是人體的筋出現彈性疲乏的狀態，就表示肝臟出現問題。下面將介紹3個行經足厥陰肝經的足部穴道。

大敦穴

《靈樞・本輸》稱此穴位在「足大趾之端及三毛之中也。」；《針灸集成》云：「足大趾爪甲根後四分，節前。」。根據中國醫典古籍記載，大敦穴對治療「昏厥、腹脹，小腹中熱、血尿、小便難、遺尿、遺精、陰腫痛、囊縮，陰挺、崩漏、脅下若滿、眩冒、善寐、目不欲視、卒心痛、打嗝、大便祕結、癲狂、小兒驚風、手足拘急（抽筋）、足腫。」等疾患，具有良好的效果。

按摩大敦穴，專治腹部疼痛

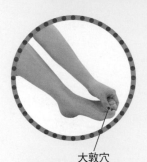

大敦穴

★取穴技巧★

曲左膝，用左手輕握左足趾，四指在下，彎曲大拇指，以指甲尖垂直掐按穴位即是。

命名

大敦，大樹的意思，這裡指穴內氣血的生髮特性。本穴物質為體內肝經外輸的溫熱水液，本穴又是肝經之穴，水液由本穴的地部孔隙外出體表後蒸升擴散，表現出春天般的生髮特性，就猶如大樹在春天生長新枝一樣，所以名「大敦」，也稱「大訓穴」、「大順穴」。

按摩要點

(1) 曲左膝，用左手輕輕握住左足的足趾，四指在下，大拇指在上

(2) 大拇指彎曲，用指甲尖垂直掐按穴位，有刺痛的感覺。

(3) 先左後右，兩側穴位掐按3～5分鐘。

太衝穴

關於這個穴位，據《靈樞·本輸》記載：「行間上二寸陷者之中也。」在日常生活中，我們可能因為某些事情而生氣、動怒。中醫認為，肝為「將軍之官」，主怒。人在生氣發怒的時候，體內能量往往走的是肝經的路線。所以作為肝經上的穴位，太衝穴就會出現異常現象，例如：有的人會產生壓痛感，有的溫度或者色澤會發生變化，對外界更加敏感，還有的人其軟組織張力會發生異常。

按摩太衝穴，消除心胸不適

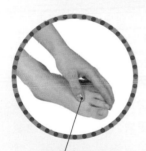

太衝穴

★取穴技巧★

曲左膝，舉左手，手掌朝下置於足背，彎曲大拇指，所在的位置即是。

命名

太，大的意思；衝，衝射之狀；「太衝」的意思是指肝經的水濕風氣在此穴位向上衝行。本穴物質為行間穴傳來的水濕風氣，到達本穴後，因受熱脹散，化為急風衝散穴外，所以名「太衝」，也稱為「大衝穴」。

按摩要點

(1) 曲左膝，手掌朝下放在足背上，大拇指彎曲，指尖所在的部位就是該穴。

(2) 用食指和中指的指尖，由下往上垂直按揉，有痠、脹、痛感。

(3) 兩側穴位，先左後右，每次各揉按3～5分鐘。

中封穴

據《針灸甲乙經》記載：「身黃時有微熱，不嗜食，膝內踝前痛，少氣，身體重，中封主之。」；《聖濟總錄》云：「中封二穴，金也，在足內踝前一寸，仰足取之陷中，伸足乃得之，足厥陰脈之所行也，為經，治瘠，色蒼蒼振寒，少腹腫，食快快繞臍痛，足逆冷不嗜食，身體不仁，寒疝引腰中痛，或身微熱，針入四分，留七呼，可灸三壯。」由此可見，中封穴能夠有效醫治各種男科疾病。

按摩中封穴，主治男性生殖症

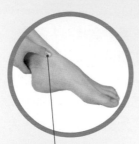

中封穴

★取穴技巧★

屈膝，將右足置於左腿上，左手掌從腳後跟處握住，四指在足後跟，拇指位於足內踝外側，大拇指的位置即是。

命名

中，正中的意思；封，封堵的意思；「中封」的意思是指肝經風氣在此穴位勢弱緩行，並化為涼性水氣。本穴物質為太衝穴傳來的急勁風氣，由於本穴位處足背的轉折處，急勁風氣行至本穴後，因經脈通道彎曲而受挫，急行風氣變得緩行勢弱，就像被封住了一樣，所以名為「中封」，也稱作「懸泉穴」。

按摩要點

(1) 屈膝，四指放在腿後跟，大拇指位於足內踝外側。

(2) 用大拇指的指腹按揉這個穴位，有痠、脹、痛的感覺；

(3) 兩側穴位，先左後右，每次大約按揉3～5分鐘。

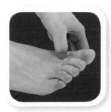

New style of foot massage

《黃帝內經》十二時辰養生祕訣

一年有十二個月，所以一天也有十二個時辰，人體將會隨之出現變化，若能依循節律活動，就能減少疾病產生。

以下搭配《黃帝內經》製作成綜合對照表

《黃帝內經‧靈樞‧順氣一日分為四時》曰：「春生、夏長、秋收、冬藏，是氣之常也，仁亦應之，以一日分為四時，朝則為春，日中為夏，日入為秋，夜半為冬。朝則人氣始生，病氣衰，故且慧；日中人氣長，長則勝邪，故安；夕則人氣始衰，邪氣始生，故加；夜半人氣入臟，邪氣獨居於身，故甚也。」

一年有十二個月，所以一天相應為十二個時辰。隨著十二時辰的晝夜更迭，人體的氣血運行會出現相應變化，如果人們都能照著節律活動，就能減少疾病的產生，反之，則會罹患疾病，並且提早老化。

舉例來說，午時為11點到13點，此時的循行經脈為心經，這個時間的我們需要吃午飯、睡午覺。因為照著太極陰陽規律變化，午時正是陽氣處於最旺的時刻，而陽虛的人就需要在此時睡一覺，一般人則需要休息半小時到一小時，除非是經常在運動的人，身體比較強壯，否則一般人在午時都需要午休來補充體力。當午睡起來後，肝臟就能將血液輸送到大腦，讓我們的工作效率可以倍增，所以在午時休息，對於養生是很重要的。

丑時為凌晨1點到3點，此時的循行經脈為肝經，肝臟就是在丑時解毒、造血，所以在這個時刻，別沉溺在酒精或是電玩中，因為人體需要休息，讓肝臟運作，而通常患有肝病的人都是因為沒有給肝臟休息的機會，因此人們在丑時一定要上床睡覺，才能保有充足的體力。

下面是筆者將自己多年的診病經驗，搭配《黃帝內經》的養生祕訣所製成的綜合對照表。

❀十二時辰養生對照表

十二時辰	循行經脈	足部反射區	症狀
子時 （23-1時）	膽經	膽囊反射區	膽石症、膽囊炎、神經官能症
丑時 （1-3時）	肝經	肝臟反射區	胸悶、疲倦、黑眼圈、特別容易煩躁、慢性肝炎
寅時 （3-5時）	肺經	肺及支氣管反射區	肺部脹滿、咳嗽氣喘、肺結核、喉嚨疼痛
卯時 （5-7時）	大腸經	降結腸反射區	牙齒疼痛、頸部腫大、腸胃炎、盲腸炎
辰時 （7-9時）	胃經	胃反射區	腹脹腸鳴、消化不良、急慢性胃炎、胃潰瘍
巳時 （9-11時）	脾經	脾臟反射區	打嗝、食則嘔吐、胃部疼痛、腹內發脹
午時 （11-13時）	心經	心臟反射區	喉嚨乾燥、頭痛、口渴難耐、心臟疾病
未時 （13-15時）	小腸經	小腸反射區	喉嚨痛、頜部腫、肩痛、臂痛、食慾不振、腸炎
申時 （15-17時）	膀胱經	膀胱反射區	頭痛、眼睛痛、頸項痛、遺尿、結石
酉時 （17-19時）	腎經	腎臟反射區	四肢冰冷、腰痠背痛、耳鳴
戌時 （19-21時）	心包經	心臟反射區	胸痛、心律不整、胸脅腫脹、心悸
亥時 （21-23時）	三焦經	失眠點	咽喉腫脹、耳鳴、聽聲音模糊、喉嚨閉塞

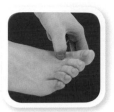

New style of foot massage

足部奇穴分布圖解

關於經外奇穴，它是指未包含在十四經脈中，但是具
有固定名稱、位置和主治的穴位，具有其重要作用。

下面將介紹67個足部的經外奇穴

關於經外奇穴，中醫界有兩派不同的說法。一派認為，經外奇穴是年代在《黃帝內經》之後的針灸醫生，根據臨床經驗而推敲出來的特效新穴，有利於針灸療法的運用和發展，而另一派卻認為，奇穴永無止境的增加，導致人體處處都是穴道，變相為無經無穴論，不僅不利於針灸療法的應用與發展，反而讓針灸學處於名存實亡的地步，然而，眾多研究還是傾向於前一派學說。由於奇穴的歷史悠久，時常出現一穴多位或一位多穴的現象，導致定位非常混亂，再加上經外奇穴雖然沒有包含在十四經脈當中，卻無法脫離經絡系統，因為它與經穴互為補充、聯繫，所以經外奇穴的規範化、準確化已經成為亟需解決的問題。

下面將介紹67個足部經外奇穴，相信大家自己親身體驗以後，就會知道奇穴是否真的像文獻說的那麼神奇了。

❀奇穴

失眠點

取 穴：足底中線與內外側足踝的交會點，足後
　　　　跟部中心處，即為失眠點。

功 用：失眠症，具有鎮定亢奮精神的效果，並
　　　　且能夠讓人進入深度睡眠。

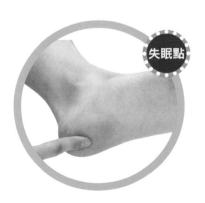

失眠點

女膝

取 穴：在足部後跟，跟骨中央與跟腱下方處。

功 用：齒槽炎、齒槽膿瘍、驚悸、癲癇、鼻血、鼻塞、氣逆、上吐下瀉。

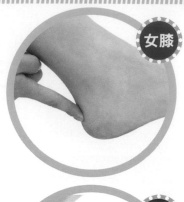

女膝

裡內庭

取 穴：在足底第二、三趾縫之間，與內庭穴相對應。

功 用：足趾疼痛、小兒驚風（熱性痙攣）、消化不良、癲癇。

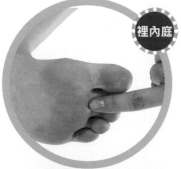

裡內庭

1號穴

取 穴：由足後跟邊緣中點上2寸處。

功 用：感冒、頭痛、上顎竇炎、鼻炎、身體痠痛、疲倦。

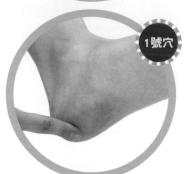

1號穴

2號穴

取 穴：足底後緣中點上3寸，再往足部內側移動1寸，即為2號穴。

功 用：三叉神經痛。

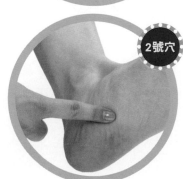

2號穴

3號穴

取 穴：足底後緣中點上3寸。

功 用：肋間神經痛、胸痛、胸悶、低血
壓、昏迷、失眠、偏食、貧血、
耳鳴。

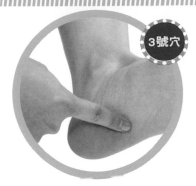

4號穴

取 穴：足底後緣中點上3寸，再往足部
外側移動1寸，即為4號穴。

功 用：肋間神經痛、胸痛、胸悶、哮
喘……等病症。

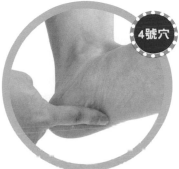

5號穴

取 穴：足底後緣中點上4寸，再往足部
外側移動1.5寸，即為5號穴。

功 用：坐骨神經痛、闌尾炎、胸痛。

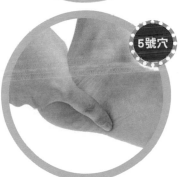

6號穴

取 穴：足底後緣中點上5寸，再往足部
內側移動1寸，即為6號穴。

功 用：痢疾、腹瀉、十二指腸潰瘍、腸
躁症。

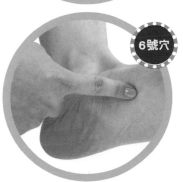

7號穴

取 穴：足底後緣中點上5寸，即為7號穴的位置。

功 用：哮喘、大腦發育不全、神經衰弱……等病症。

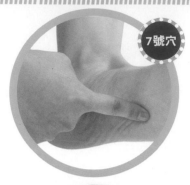
7號穴

8號穴

取 穴：足底後緣中點上4寸，再往足部外側移動1寸。

功 用：神經衰弱、癲癇、神經官能症。

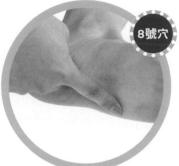
8號穴

9號穴

取 穴：足大趾與第二趾之間下方4寸的位置。

功 用：痢疾、腹瀉、子宮發炎、便祕、腸躁症。

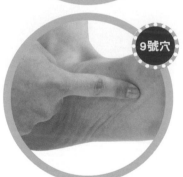
9號穴

10號穴

取 穴：足大趾與第二趾之間下方3寸的位置。

功 用：慢性胃腸炎、胃痙攣、食慾不振、胃痛、十二指腸潰瘍、胃潰瘍、消化不良、全身倦怠。

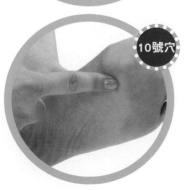
10號穴

11號穴

取穴：第四趾和足小趾間下方2寸處。

功用：肩膀痠痛、蕁麻疹。

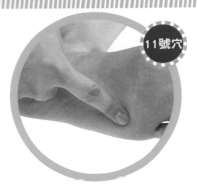

12號穴

取穴：足大趾、第二趾間下方1寸處。

功用：主治牙齒痛、臉部浮腫、手腳浮
　　　　腫、腿部發痠、足部怕冷。

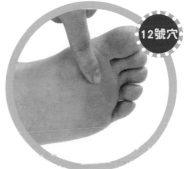

13號穴

取穴：足小趾彎曲時，所形成的橫紋中
　　　　點下方1寸處。

功用：主治牙齒痛、臉部浮腫、手足浮
　　　　腫、腿部發痠、足部怕冷。

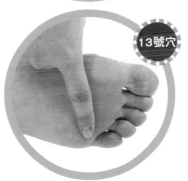

14號穴

取穴：足小趾彎曲時，所形成的橫紋中
　　　　點處。

功用：頻尿、遺尿、尿道結石、腎臟與
　　　　膀胱系統疾病、糖尿病或婦女病
　　　　或前列腺異常引起的排尿問題、
　　　　手足浮腫。

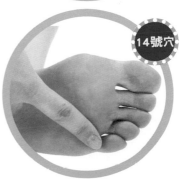

再生

取 穴：足底後緣中點上3寸，向下5分
　　　（半寸）。

功 用：腦部惡性腫瘤（可改善症狀及減
　　　緩疼痛）、鼻血、鼻塞。

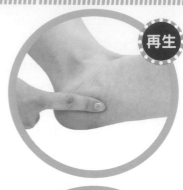

再生

目穴

取 穴：先找出2號穴，再向足趾方向移
　　　動5分（半寸）。

功 用：減輕眼睛紅腫疼痛、急、慢性眼
　　　科疾病、青光眼、白內障。

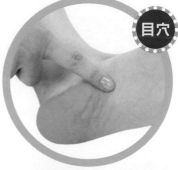

目穴

頭穴

取 穴：先找出3號穴，向足趾方向移動5
　　　分（半寸）。

功 用：頭痛、失眠、牙痛、急性腦出
　　　血……等病症。

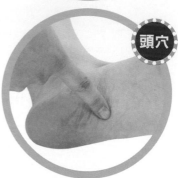

頭穴

耳穴

取 穴：先找出4號穴，向足趾方向移動5
　　　分（半寸）。

功 用：緩解緊張、消除疼痛、減緩耳鳴
　　　現象。

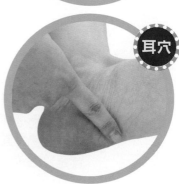

耳穴

大腸穴

取穴：先找出6號穴，向足後跟移動5分
（半寸）。

功用：腹痛、腹瀉、闌尾炎、急性胃
痛、大腸經相應的病症。

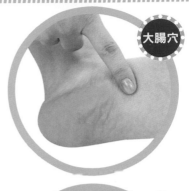

胃穴

取穴：先找出大腸穴，向足部外側移動
1寸，即為胃穴。

功用：癲狂症、急性胃痛、腹痛、腹
瀉、闌尾炎、牙痛、骨槽風、胃
經相應的病症。

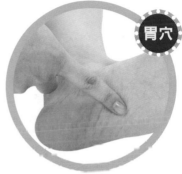

小腸穴

取穴：先找出胃穴，向足部外側移動1
寸，即為小腸穴。

功用：腹痛、腹瀉、闌尾炎、消化不
良、腸鳴、小腸經相應的病症。

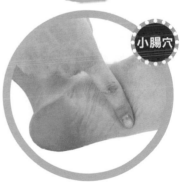

脾穴

取穴：先找出大腸穴，向足趾部位移動
1寸，即為脾穴。

功用：疝氣、睪丸炎、小兒驚風（熱性
痙攣）、中風不語、急性胃痛、
遺精、小便閉塞、消化不良。

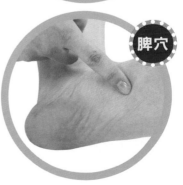

心包穴

取 穴：先找出胃穴，向足趾方向移動1
寸，即為心包穴。

功 用：癲狂症、失眠。

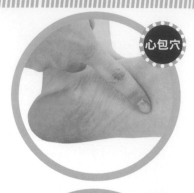
心包穴

三焦穴

取 穴：先找出小腸穴，向足趾方向移動
1寸，即為三焦穴。

功 用：咳嗽、胸痛、癃閉（小便困
難）、耳鳴、青春痘、肩膀痠
痛、面癱、促進新陳代謝。

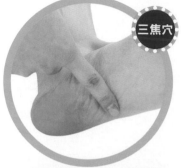
三焦穴

肺穴

取 穴：先找出脾穴，向足趾方向移動1
寸，即為肺穴。

功 用：咳嗽、氣喘、胸痛、肺經相應的
病症。

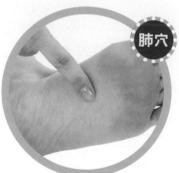
肺穴

心穴

取 穴：先找出心包穴，向足趾方向移動
1寸，即為心穴。

功 用：心臟衰竭、高血壓、癲狂症、高
熱昏迷、中風不語、遺精、失
眠、心經相應的病症。

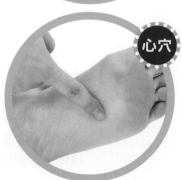
心穴

平痛

取 穴：先找出湧泉，向足部外側移動1
寸，即為平痛。

功 用：主治肩周炎、腰痛、肩關節損
傷、坐骨神經痛。

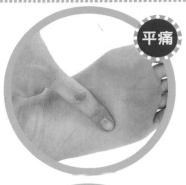

膀胱穴

取 穴：先找出11號穴，向足後跟移動5
分（半寸），即為膀胱穴。

功 用：小便癃閉（小便困難）、鼻血、
鼻塞、耳鳴、膀胱經相應病症。

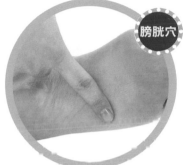

肝穴

取 穴：先找出肺穴，向足趾方向移動1
寸，即為肝穴。

功 用：疝氣、睪丸炎、高血壓、癲狂
症、高熱昏迷、小兒驚風（熱性
痙攣）、中風不語、遺精、頭
痛、眼疾、肋骨疼痛、肝經相應
病症。

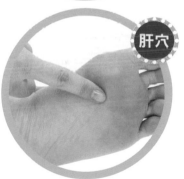

腎穴

取 穴：先找出肝穴，向足部外側移動1
寸，即為腎穴。

功 用：疝氣、睪丸炎、高血壓、高燒昏
迷、小兒驚風、中風不語、咳
嗽、小便癃閉、遺精、牙痛、骨
槽風、頭痛、眼疾。

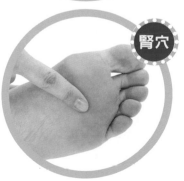

膽穴

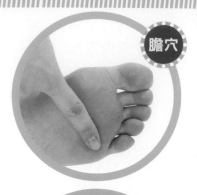

膽穴

取穴： 先找出11號穴，向足趾方向移動5分（半寸），即為膽穴。

功用： 高血壓、高燒昏迷、小兒驚風、咳嗽、肋骨疼痛、耳鳴、膽囊炎……等病症。

爐底三針

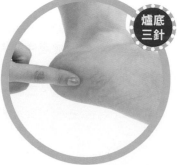

爐底三針

取穴： 足底由外踝高點與足跟腱間連線，與足底正中線之交點，再向足趾方向移動1.5寸，為爐底穴，左右方向5分各一穴，共計3穴。

功用： 高燒、頭痛、耳鳴、胃痛、肝脾痛、便祕、脹氣、腸炎、痢疾、腹水、乳腺炎、癱瘓。

癌根穴1

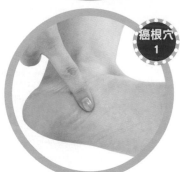

癌根穴 1

取穴： 足底部第一蹠趾關節向內，過赤白肉際一橫指，屈拇肌腱的外側。（赤白肉際：足部掌面與背面的交界處）。

功用： 食道癌、胃癌、肝癌、淋巴轉移癌、慢性白血病、臍部以上至刺突下的內臟腫瘤。

癌根穴2

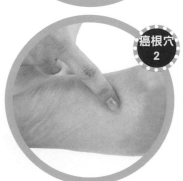

癌根穴 2

取穴： 足底部第一蹠趾關節（足大趾下）向後，向內過赤白肉際各一橫指處。（赤白肉際：足部掌面與背面的交界處）

功用： 食道癌、直腸癌、子宮頸癌、淋巴轉移癌、臍部以下的內臟腫瘤。

癌根穴3

取穴： 足底部，直對距跗關節向內過赤
　　　 白肉際一橫指處。（赤白肉際：
　　　 足部掌面與背面的交界處）

功用： 肝癌、鼻咽癌、乳腺癌、劍突以
　　　 上至大腦以下的惡性癌腫。

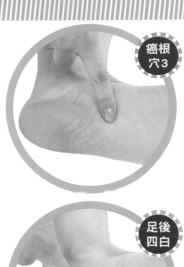

足後四白

取穴： 足底正中線與外側足踝高點和跟
　　　 腱之間的垂直線交點。

功用： 脫肛、夜尿、頭痛、小兒驚厥、
　　　 偏癱、腦脊髓膜炎、垂足、小兒
　　　 吐乳、痔瘡、便祕……等疾病。

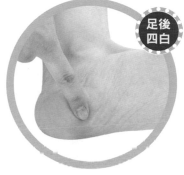

內外蟲曲

取穴： 先找出足後四白，沿足底正中線
　　　 上3寸處畫一橫線，線與內側緣
　　　 交點為內曲線，線與外側緣交點
　　　 為外曲線。

功用： 足內外翻、下肢癱瘓。

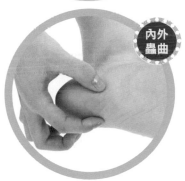

內踝尖

取穴： 內踝骨突起處。

功用： 下顎牙痛、足內轉筋、小兒不
　　　 語、惡漏（子宮排血不正常）、
　　　 扁桃腺炎。

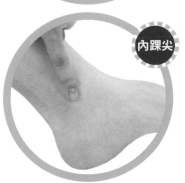

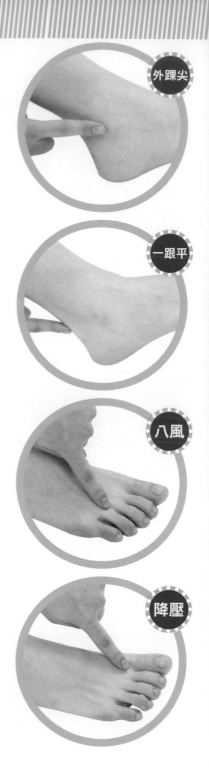

外踝尖

取 穴：外踝骨突起處。

功 用：足外轉脅、足部痙攣、抽筋、十趾痙攣、牙痛、淋病、小兒重舌（舌下近舌根處腫起，形似舌下又生一小舌）、腳氣病。

一跟平

取 穴：太谿穴下方5分（半寸）稍後，跟腱前緣。

功 用：小便不利、大便閉結、足跟痛、痴呆、咳血、氣喘、牙痛、淋病、子宮痙攣、腰神經痛。

八風

取 穴：足五趾間，趾蹼緣上方趾縫中，每側4穴，左右共8穴。

功 用：足背紅腫、腳氣病、頭痛、牙齒神經痛、間歇熱、肺充血、月經失調、瘧疾、蛇咬傷。

降壓

取 穴：足大趾的根部，粗橫紋的中點即為降壓穴。

功 用：高血壓、低血壓。

足趾平

取 穴：蹠趾關節背側中點，左右共10個
　　　　穴道。

功 用：小兒麻痺症、截癱。

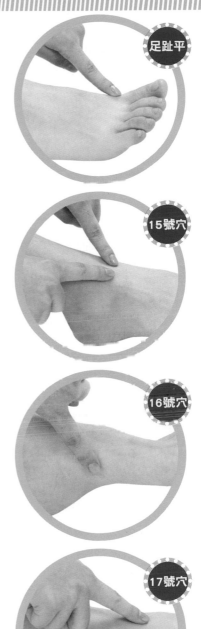

15號穴

取 穴：足踝關節前方，彎曲足踝時產生
　　　　的橫紋中央，往下方移動半寸的
　　　　兩旁凹陷中，為雙穴。

功 用：腰腿痛、腓腸肌痙攣、坐骨神經
　　　　痛……等病症。

16號穴

取 穴：足內側舟骨突起上凹陷中。

功 用：高血壓、腮腺炎、急性扁桃腺
　　　　炎……等病症。

17號穴

取 穴：在足背上，彎曲足踝時形成的橫
　　　　紋中央向下2.5寸處。

功 用：心絞痛、哮喘、感冒。

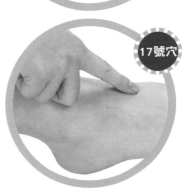

18號穴

取 穴：在足背第一蹠骨底部前面凹陷
　　　處，即為18號穴。

功 用：胸痛、胸悶、急性腰扭傷。

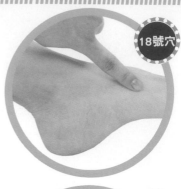

19號穴

取 穴：在足背第二、三趾之間，往足踝
　　　的方向移動3寸，即為19號穴。

功 用：頭痛、中耳炎、急慢性胃腸炎、
　　　胃及十二指腸潰瘍。

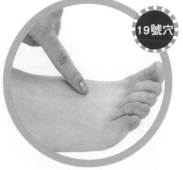

20號穴

取 穴：在足背第三、四趾之間，往足踝
　　　的方向移動3寸，即為20號穴。

功 用：主治落枕（又稱為疼痛性斜
　　　頸）。

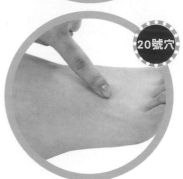

21號穴

取 穴：在足背第四、五趾之間，向後移
　　　動5分（半寸），即為21號穴。

功 用：坐骨神經痛、腮腺炎、扁桃腺
　　　炎……等病症。

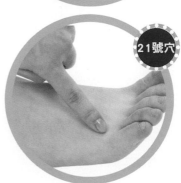

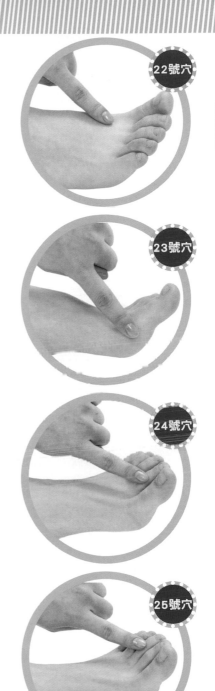

22號穴

取 穴：在足背第一、二趾之間，向後移動1寸，即為22號穴。

功 用：急性扁桃腺炎、流行性腮腺炎、高血壓。

23號穴

取 穴：拇長伸肌腱內側蹠趾關節處。

功 用：急性扁桃腺炎、流行性腮腺炎、高血壓、濕疹、蕁麻疹。

24號穴

取 穴：在第二趾的第二關節內側赤白肉際處（赤白肉際：足部掌面與背面的交界處）。

功 用：頭痛、中耳炎、減少白髮增生、有助於排解壓力。

25號穴

取 穴：在第三趾的第二關節內側赤白肉際處（赤白肉際：足部掌面與背面的交界處）。

功 用：頭痛、減少白髮增生、有助於排解壓力。

26號穴

取穴：在第四趾的第二關節內側赤白肉
際處（赤白肉際：足部掌面與背
面的交界處）。

功用：頭痛、低血壓、疲倦、頭暈目
眩、耳鳴、貧血、手足冰冷、臉
色蒼白。

27號穴

取穴：太白穴與公孫穴連接中點，即為
27號穴。

功用：癲癇、腹痛。

28號穴

取穴：足內側舟狀骨突起下，後方凹陷
中，即為28號穴。

功用：經痛、子宮功能性出血、腹炎、
生理痛所引起的腰痛、頭痛或噁
心想吐。

29號穴

取穴：內踝正下方2寸處。

功用：子宮功能性出血、支氣管炎、哮
喘……等病症。

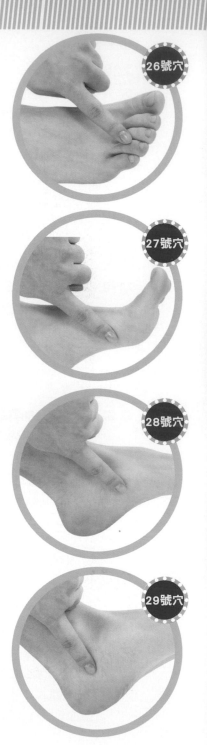

26號穴
27號穴
28號穴
29號穴

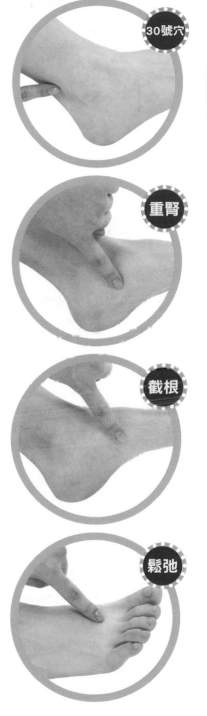

30號穴

取 穴：足外踝後上方1.5寸。

功 用：坐骨神經痛、腰痛、頭痛、神經痛……等病症。

重腎

取 穴：足踝前緣前5分（半寸）直下，足脛側下緣向足底移行部。

功 用：小兒腹股溝疝氣（鼠蹊部疝氣），俗稱墜腸或脫腸。

截根

取 穴：在足內側舟骨粗隆直下，凹陷處下方5分（半寸）處。

功 用：喉癌、鼻咽癌、食道癌、胃癌、乳癌、子宮癌、肝癌、直腸癌、肺癌……等病症。

鬆弛

取 穴：足背第二、三趾骨小頭之後緣凹陷，稍近內側處。

功 用：舒緩闌尾切除術中所造成的腹肌緊張與疼痛。

旁谷

取 穴：在足背第三、四蹠骨間前1/2段的
　　　中點處，即為旁谷。

功 用：小兒麻痺後遺症。

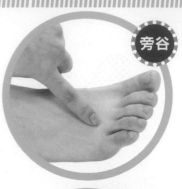

旁谷

足中衝

取 穴：足部第三趾趾腹頂端，即為足中
　　　衝。

功 用：癲癇、心力衰竭、頭痛。

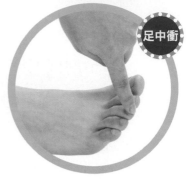

足中衝

 特選四大抗癌奇穴

穴位名	針對病症	對症頁數
癌根穴1	食道癌、胃癌、肝癌、淋巴轉移癌、慢性白血症。	P.90
癌根穴2	食道癌、直腸癌、子宮頸癌、淋巴轉移癌。	P.90
癌根穴3	肝癌、鼻咽癌、乳腺癌。	P.91
截根	喉癌、鼻咽癌、食道癌、胃癌、乳癌、子宮癌、肝癌、直腸癌。	P.97

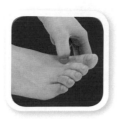

New style of foot massage

足部反射區

散布在皮膚（足底）表面的神經聚集點，而每一個神經聚集點都與身體的各個器官有關聯。

按摩足部反射區能夠反映與治療臟腑疾病以及增進血液循環

➕ 足部反射區

　　根據研究發現，足部聚集了無數的毛細血管，是微動脈血管與微靜脈血管的末端轉換交流處，四周布滿了末梢神經，對代謝循環很有幫助。當我們按摩某些特定反射區，身體就開啓了神經的衝動，達到治療的效果，以下筆者將介紹71個足底、足內側、足外側、足背的反射區。

✿ 足部反射區

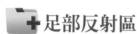

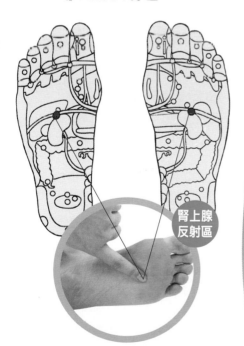

臀上腺
反射區

腎上腺反射區

位　置：位於雙足掌中第一蹠骨與蹠趾關節間，足底「人」字形交叉點凹陷處上方區域。

操　作：用中指扣拳法尋找敏感點，向深部多次按壓。按摩以出現痛脹或痠麻為佳。

適用症：腎上腺皮質功能亢進或低下、各類感染、炎症、心律不整、疼痛、過敏性疾病、哮喘、風濕、關節炎、高血壓症。

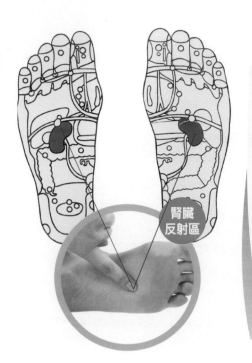

腎臟
反射區

腎臟反射區

位　置：位於雙足掌中第一蹠骨與蹠趾關節
　　　　間所形成「人」字形交叉凹陷處。
操　作：食指或中指第一指間關節面施力，
　　　　由足趾向足跟方向，以稍慢的手法
　　　　推至輸尿管區。
適用症：各種腎臟疾病、水腫、風濕症、關
　　　　節炎、泌尿感染，高、低血壓，貧
　　　　血、動脈硬化、靜脈曲張、耳鳴、
　　　　濕疹。

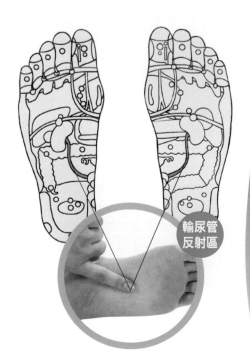

輸尿管
反射區

輸尿管反射區

位　置：位於雙足掌中膀胱反射區和腎臟反
　　　　射區之間，呈線弧形狀的片區。
操　作：用食指和中指第一指間關節面施
　　　　力，從足趾往足跟方向，緩緩推至
　　　　膀胱反射區。
適用症：排尿困難、泌尿系統感染、輸尿管
　　　　結石、輸尿管狹窄、高血壓、動脈
　　　　硬化、關節炎、腎臟積水、毒血
　　　　症、尿毒症。

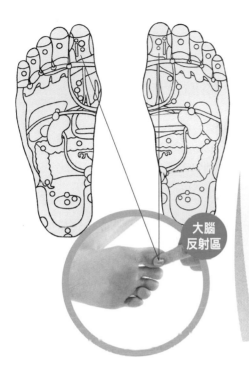

大腦反射區

位　置：雙足拇趾的趾腹掌面全部區域。左
側大腦反射區在右足、右側大腦反
射區在左足上。

操　作：用食或中指第一指關節面豎著施
力，由拇指點端向趾根推按。

適用症：腦萎縮、中風、頭暈、頭痛、失
眠、腦血栓、高低血壓、視覺受
損、神經衰弱、大腦發育不良……
等病症。

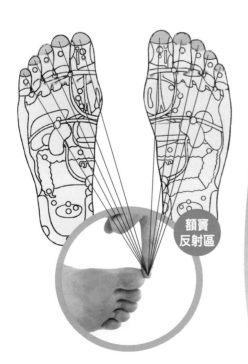

額竇反射區

位　置：位於十趾趾端，左腦反射區在右足
上，右腦反射區在左足上。

操　作：一隻手握足部固定，另一手食指、
中指彎曲，以中指關節施壓。每次
按摩約6次以下即可。

適用症：頭痛、失眠、發燒、感冒及眼睛、
耳朵、鼻腔、鼻竇炎……等病症。

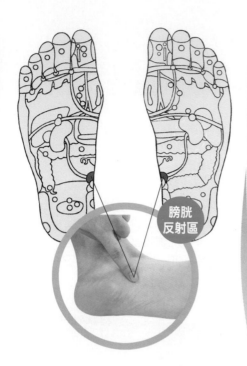

膀胱
反射區

膀胱反射區

位　置：位於雙足內踝前下方，內側舟骨下
　　　　方，拇展肌側旁突出處。

操　作：食指或中指第一間關節頂點定點按
　　　　壓，每次按摩約3次以上，6次以下
　　　　即可。

適用症：泌尿系統疾患、高血壓、各種結
　　　　石、動脈硬化……等病症。

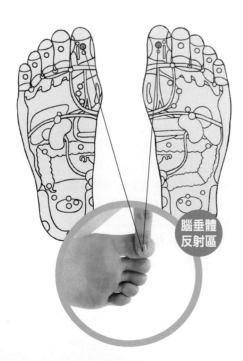

腦垂體
反射區

腦垂體反射區

位　置：位於雙足，足大趾趾腹的中央。

操　作：一手四指挾足背以固定足大趾，手
　　　　腕輕抬施力深入壓按或揉，產生痠
　　　　痛感。

適用症：內分泌失調症、小兒生長發育不
　　　　良、遺尿、更年期綜合症……等病
　　　　症。

小腦及腦幹反射區

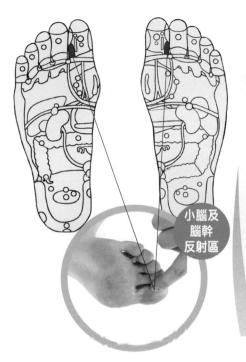

小腦及腦幹反射區

位　置：位於雙足，足大趾根部靠近第二趾骨處。左邊小腦及腦幹反射區在右足，右邊小腦及腦幹反射區在左足。

操　作：使用拇食指扣拳法，定點按壓，節奏稍緩，力道均勻。

適用症：腦萎縮、腦震盪、腦腫瘤、心律不整、心跳過慢、心跳過快、痴呆症、頭痛、失眠、頭暈、高血壓、帕金森氏綜合症、肌腱關節疾病。

鼻腔反射區

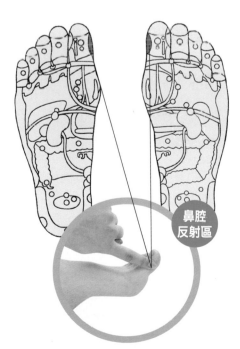

鼻腔反射區

位　置：位於雙足大趾趾腹內側，從趾甲的根部到第一趾間關節前部。左鼻腔反射區在右足上，而右鼻腔反射區左足上。

操　作：使用拇指點揉按法，以拇指點端揉按施力，節奏稍緩。

適用症：急、慢性鼻炎、鼻塞、過敏性鼻炎、鼻血、鼻竇炎及上呼吸道疾病……等病症。

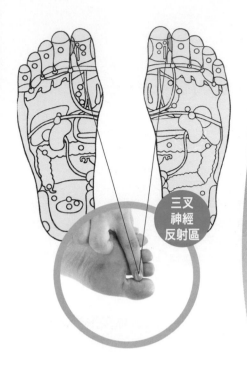

三叉神經反射區

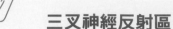

三叉神經反射區

位　置：位於雙足，足大趾趾腹外側（靠近第二趾一側）。左側三叉神經反射區分別在右足，而右側三叉神經反射區在左足上。

操　作：使用拇指點揉按法，以拇指點端施力，揉按。

適用症：頭面部及眼睛、耳朵、鼻腔、牙痛、偏頭痛、眼眶痛、顏面神經癱瘓、中風、斜視、腮腺炎、失眠……等病症。

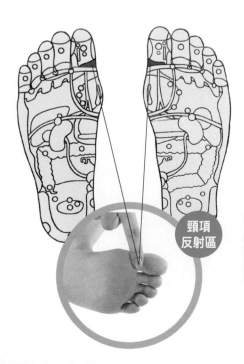

頸項反射區

頸項反射區

位　置：位於雙足，足大趾趾根的區域，第一、二趾骨節縫繞足大趾根部一圈的部位。

操　作：食指端沿著足背足大趾根部，由內向外側推壓，均向心施力。

適用症：頸部痠痛、頸部損傷、高血壓、落枕、頸椎病、消化道疾病……等病症。

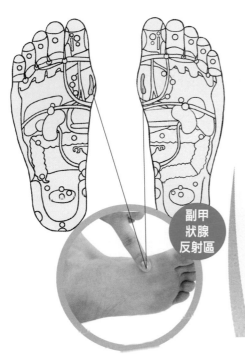

副甲狀腺反射區

副甲狀腺反射區

位　置：位於雙足足掌內第一蹠骨至第二蹠骨
　　　　關節上方，有一顆粒狀突起處。

操　作：拇指在其點上施力節奏緩慢。

適用症：甲狀腺功能低下及功能亢進引起的
　　　　病症、失眠、喉及氣管痙攣、驚
　　　　厥……等病症。

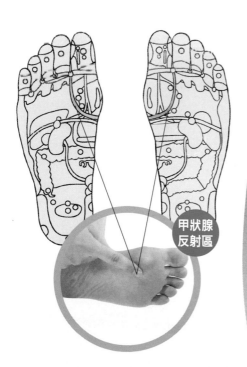

甲狀腺反射區

甲狀腺反射區

位　置：位於雙足足底第一趾骨與第二蹠
　　　　骨之間呈現L形的區域，並且為帶
　　　　狀。

操　作：一隻手握足背，另一手以點端推
　　　　按，由內向外拐彎處直推按至足趾
　　　　縫施力。

適用症：甲狀腺炎、心悸、失眠、情緒不
　　　　穩、消瘦、肥胖症、甲狀腺腫大、
　　　　甲狀腺功能亢進或低下……等病
　　　　症。

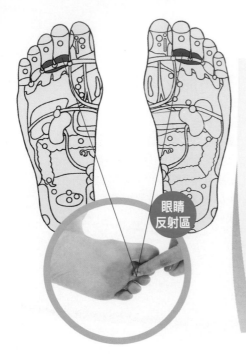

眼睛反射區

眼睛反射區

位　置：位於雙足第二與第三趾骨的根部，區域包括足掌、足背。左眼的反射區在右足上，而右眼的反射區在左足上。

操　作：用食或中指的第一指關節在足趾根部、橫紋處取四個方向施力按壓。

適用症：結膜炎、視神經炎、青光眼、白內障，近、遠、斜視、迎風流淚……等病症。

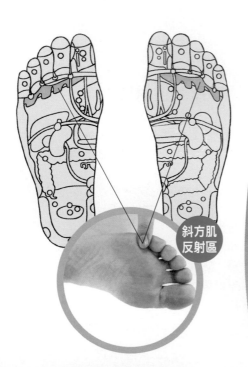

斜方肌反射區

斜方肌反射區

位　置：位於雙足底從第二至第五蹠骨前端，呈橫向帶狀，部分與肺臟區域重疊，左側斜方肌反射區在右足，而右側斜方肌反射區在左足。

操　作：使用中指橫按法，施力點為食指第二指關節側面。

適用症：肩、頸項、上肢及背部疼痛，手無力痿麻、肩膀活動受限、五十肩、落枕……等病症。

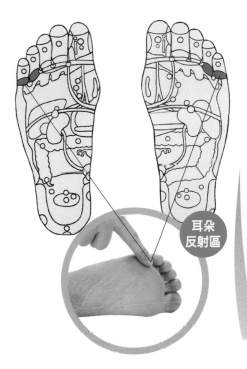

耳朵反射區

位　置： 位於雙足第四、五趾根部，包括足掌、足背兩個位置。左耳的反射區在右足上，右耳的反射區在左足上。

操　作： 食、中指關節在足底趾根的耳朵反射區、橫紋處按壓。

適用症： 耳疾、鼻咽癌、暈眩、暈車、暈船……等病症。

耳朵反射區

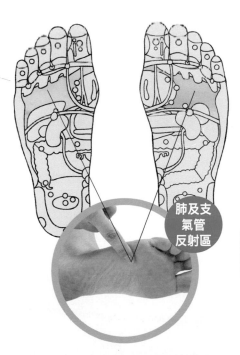

肺及支氣管反射區

位　置： 位於雙足底從第二至第五蹠骨，斜方肌反射區下方約一橫指處，呈塊狀區域。

操　作： 一隻手持足背，另一手食指第二關節向內和向外推刮。

適用症： 上呼吸道炎症、胸悶、肺炎、肺結核、支氣管炎、肺氣腫……等病症。

肺及支氣管反射區

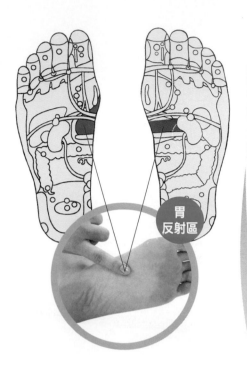

胃反射區

胃反射區

位　置：位於雙足掌第一蹠趾關節後，距離第一蹠骨前段約一橫指。

操　作：一隻手握足，另一手食指第二指關節背面橫著施力，由足趾往足跟方向推按。

適用症：胃部疾病、消化不良、糖尿病、胰腺炎、膽囊疾病……等病症。

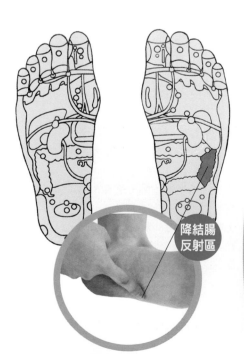

降結腸反射區

降結腸反射區

位　置：位於左足掌跟前外側相對於第四、五蹠骨間。沿足部的外側平行線呈豎帶條狀區域（只有左足有）。

操　作：一隻手握足背，另一手食、中指第一指間關節頂點施力從足趾往足跟推按。

適用症：便祕、腹瀉、急性、慢性腸炎……等病症。

脾臟反射區

位　置：左足掌第四、五趾骨之間偏向基底
　　　　處，與心臟反射區約距離一橫指區
　　　　域（只有左足有）。

操　作：一隻手握足背，另一手的食、中指
　　　　第一指關節頂點揉壓。

適用症：消化系統疾病、發熱、各種炎症、
　　　　高血壓、肌肉痠痛、皮膚病、增強
　　　　免疫力及抗癌能力。

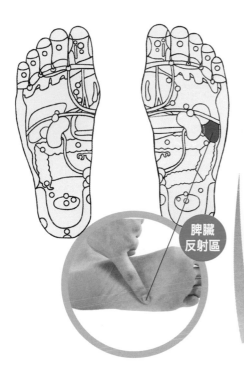

脾臟
反射區

胰臟反射區

位　置：位於雙足掌內部一側，第一蹠骨中
　　　　下段，在十二指腸和胃反射區之
　　　　間。

操　作：使用食指橫按法，一隻手握足，另
　　　　一手食指第二指關節背面橫著施
　　　　力，由足趾向足跟推按。

適用症：胰腺炎、胰腺腫瘤、糖尿病、消化
　　　　系統疾病、胰腺功能低下及亢進。

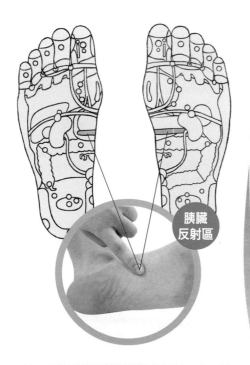

胰臟
反射區

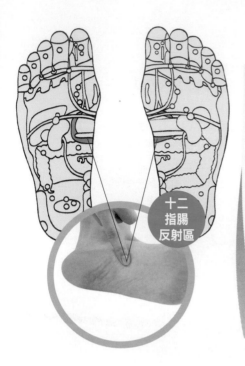

十二指腸反射區

十二指腸反射區

位　置：位於雙足掌第一蹠骨的最後一段，在胃及胰臟反射區的下方。

操　作：一隻手握足，另一手食指第二指關節背面橫向施力，由足趾往足跟方向推按，每次按摩3次以上，6次以下即可。

適用症：十二指腸疾病、消化不良、腹脹、食慾不振、發育不良、食物中毒……等疾病。

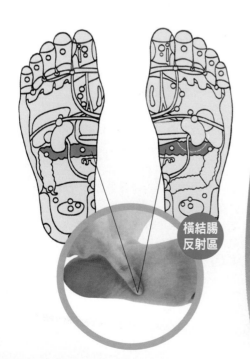

橫結腸反射區

橫結腸反射區

位　置：位於雙足掌中間，橫越足掌的帶狀區域。

操　作：一隻手握足背，另一手的食、中指第一指間關節外端施力。

適用症：腹痛、腹瀉、便祕、結腸炎、消化不良、腹脹……等病症。

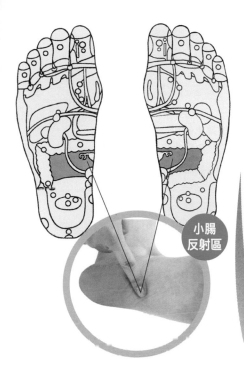

小腸反射區

小腸
反射區

位　置：位於雙足掌足弓凹入的片狀區域，
　　　　大腸反射區包圍的部分。

操　作：一隻手握足背，另一手半握拳，
　　　　食、中指頂點垂直施力，往足跟方
　　　　向刮按。

適用症：小腸炎症、胃腸脹氣、腹瀉、腹
　　　　痛、免疫功能低下、發燒、心臟
　　　　病、外傷。

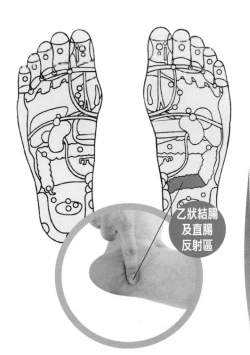

乙狀結腸及直腸反射區

乙狀結腸
及直腸
反射區

位　置：左足掌跟骨前緣呈一橫帶狀區域
　　　　（只有左足有）。

操　作：一隻手握足背，另一手食、中指第
　　　　二關節內側緣頂點施力由外向內側
　　　　推按。

適用症：直腸疾病、結腸炎、肛裂、腸息
　　　　肉、便祕、痔瘡……等病症。

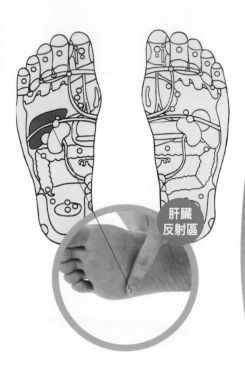

肝臟反射區

肝臟反射區

位　置：右足掌第四、五趾間垂直向下，上
　　　　方與肺臟反射區的重疊小部分區域
　　　　（只有右足有）。

操　作：一隻手握足背，另一手食、中指第
　　　　二關節頂點施力垂直定點按壓。

適用症：肝臟疾病、血液疾病、高血脂、中
　　　　毒、消化不良、眼睛疾病、膽囊
　　　　炎、腎臟疾病。

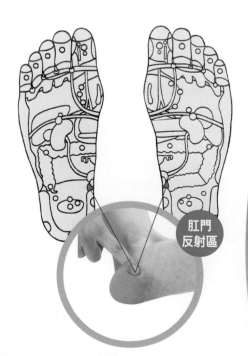

肛門反射區

肛門反射區

位　置：在乙狀結腸及直腸反射區末端，與
　　　　膀胱反射區相鄰，在雙足掌跟骨前
　　　　緣。

操　作：一隻手握足背，另一手食、中指第
　　　　一指間頂點施力垂直定點按壓。

適用症：痔瘡、肛門周圍膿腫、直腸癌、便
　　　　祕、肛裂、脫肛……等病症。

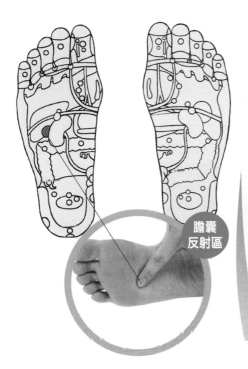

膽囊反射區

位　置：右足掌第三、四蹠骨間，在肝臟反
　　　　射區深部（只有右足有）。

操　作：一隻手握足背，另一手食、中指第
　　　　二關節側緣頂點施力定點按壓。

適用症：膽囊疾病、肝臟疾病、黃疸、消化
　　　　不良、失眠、皮膚病、痤瘡（青春
　　　　痘）……等疾病。

膽囊
反射區

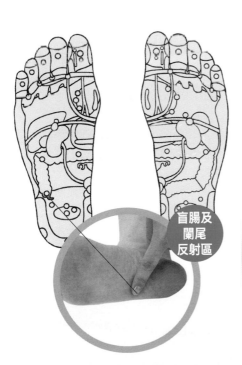

盲腸及闌尾反射區

位　置：右足掌跟骨前方位靠近外側，與升
　　　　結腸、小腸反射區連接的區域（只
　　　　有右足有）。

操　作：一隻手持足背，另一手食、中指第
　　　　二關節頂點施力定點按壓。

適用症：慢性盲腸炎、慢性闌尾炎、下腹部
　　　　脹痛……等疾病。

盲腸及
闌尾
反射區

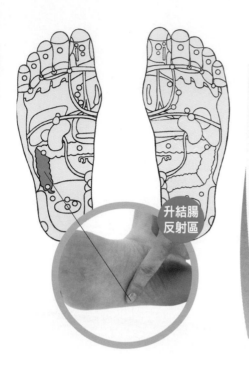

升結腸
反射區

升結腸反射區

位　　置：位於右足掌小腸反射區外圍，與足
　　　　　外側平行呈現豎狀的區域。

操　　作：運用食、中指扣拳法，一隻手持足
　　　　　背，另一手食、中指第一指間關節
　　　　　垂直頂點施力，從足跟向足趾緩慢
　　　　　推按。

適用症：腸炎、腹瀉腹痛、便祕便血……等
　　　　　病症。

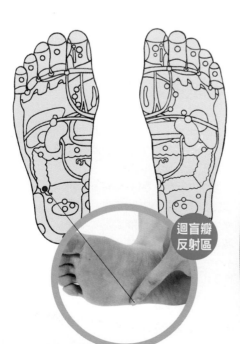

迴盲瓣
反射區

迴盲瓣反射區

位　　置：右足掌跟骨前方位置靠近外側部
　　　　　位，在盲腸及闌尾反射區的上方。

操　　作：使用食、中指扣拳法，一隻手持足
　　　　　背，另一手食、中指第一指間關節
　　　　　頂點施力定點按壓。

適用症：迴盲瓣功能失常、下腹脹氣……等
　　　　　病症。

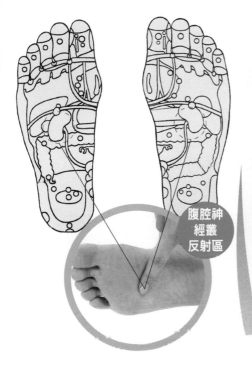

腹腔神經叢反射區

位　置：腎臟與胃反射區周圍，足掌中心區域，即為腹腔神經叢反射區。

操　作：作用雙拇指點推按法，雙拇指頂端沿著腎臟反射區邊緣多次推按。

適用症：神經性胃腸疾病、胸悶、腹脹、腹疼、胃痙攣、煩躁……等病症。

腹腔神經叢反射區

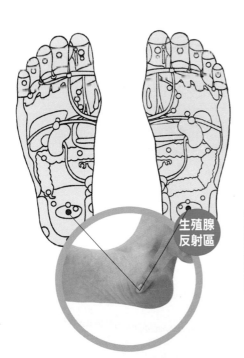

生殖腺反射區

位　置：雙足掌的跟骨中央深凹部位。

操　作：使用食、中指扣拳法，一隻手握足跟，另一手食、中指第一指間關節頂點施力，垂直定點緩慢按壓。

適用症：性功能低下、子宮肌瘤、不孕症、月經失調、經痛、更年期綜合症、陽萎、前列腺肥大、痴呆症、衰老……等病症。

生殖腺反射區

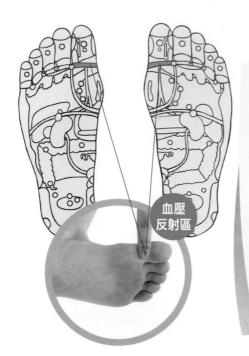

血壓反射區

血壓反射區

位　置：足底頸項反射區中間處，在足大趾
　　　　　第二節近趾骨端。

操　作：運用拇指點按法，拇指點端按住足
　　　　　大趾第二節近趾骨端處施力，多次
　　　　　揉按。

適用症：高、低血壓，頸椎病、頭暈目眩
　　　　　……等病症。

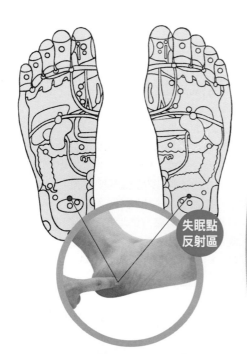

失眠點反射區

失眠點反射區

位　置：位於雙足底跟骨中央生殖腺反射區
　　　　　上方。

操　作：運用食、中指扣拳法，食、中指第
　　　　　一關節頂點施力，力道中等。

適用症：失眠、神經衰弱、精神疾病……等
　　　　　病症。

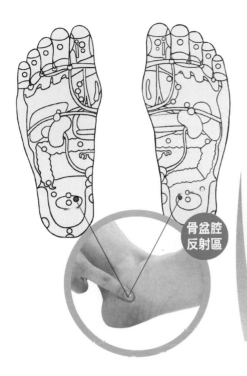

骨盆腔反射區

位　置：位於雙足底跟骨中央生殖腺反射區
　　　　上方的向內處。

操　作：使用中指扣拳法，中指第一指間關
　　　　節施力，力道中等。

適用症：骨盆腔部位發生的疾病。

骨盆腔反射區

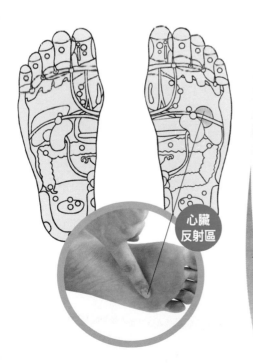

心臟反射區

位　置：左足掌第四、五蹠骨間，在肺及支
　　　　氣管反射區的下方偏向外側（只有
　　　　左足有）。

操　作：使用拇指點推掌法，一隻手握足
　　　　背，另一手拇指指腹內側面從足跟
　　　　向足趾推按。

適用症：心臟疾病、心血管疾病、高血壓、
　　　　低血壓、休克及肺部疾病……等病
　　　　症。

心臟反射區

🍁足外側反射區

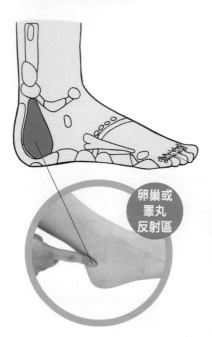

卵巢或睪丸反射區

卵巢或睪丸反射區

位　置：雙足外踝後下部分，跟骨外側面呈三角形的區域，敏感點在踝關節靠後的地方。

操　作：食指刮按法，一隻手握足，另一手食指第二指節側緣由上往下刮壓。

適用症：性功能低下、不孕症、月經失調、經痛、陽萎、前列腺肥大、先天性發育不良、痴呆症、子宮肌瘤、卵巢囊腫、抗衰老。

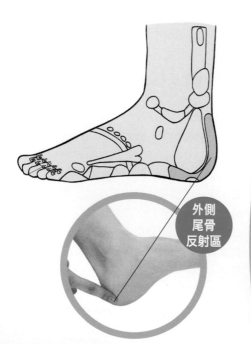

外側尾骨反射區

外側尾骨反射區

位　置：在雙足掌外後側，沿著跟骨結向後的帶狀區域。

操　作：用手握住足部外側，食指第一指間關節垂直頂點施力，沿著足跟底部內緣刮壓。

適用症：尾骨受傷後遺症、下半段背部痠痛、坐骨神經痛、生殖系統疾病、腹瀉、痔瘡。

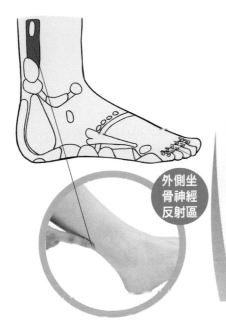

外側坐骨神經反射區

位 置：雙足外踝後緣，沿小腿外側向上至
腓骨小頭（腓骨上端）後下方。

操 作：使用拇指壓推法，一隻手持足部，
另一手拇指腹、拇指端施力推按。

適用症：坐骨神經痛、坐骨神經炎、膝蓋和
小腿部疼痛、糖尿病、下肢循環障
礙症……等疾病。

外側坐
骨神經
反射區

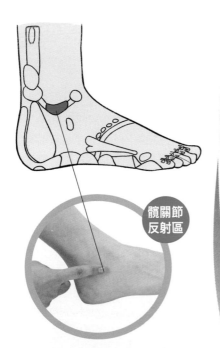

髖關節反射區

位 置：雙足外、內踝關節下側邊緣，呈現
一彎帶狀的區域，左右足部總共四
個位置。

操 作：一隻手握足，另一手拇指頂端施
力，在內踝、外踝下緣由前向後多
次推按。

適用症：髖關節疾病、股骨骨折、股骨壞
死、坐骨神經痛、腰背痠痛……等
病症。

髖關節
反射區

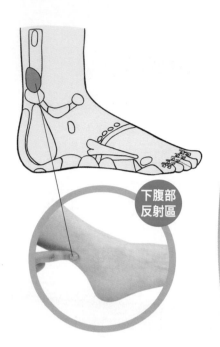

下腹部
反射區

下腹部反射區

位　置：雙足腓骨外側後方向上延伸四橫
　　　　指，呈現帶狀凹陷區域。

操　作：使用拇指推壓法，一隻手握足部，
　　　　另一手拇指點端施力，由踝關節後
　　　　方往上多次推按。

適用症：膀胱炎、前列腺炎、疝氣、便祕、
　　　　直腸炎、經痛、閉經、盆腔炎⋯⋯
　　　　等病症。

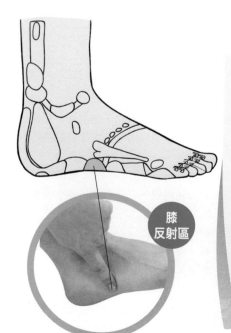

膝
反射區

膝反射區

位　置：雙足外側骰骨與跟骨間凹陷處。

操　作：運用食指扣拳法，一隻手握足，另
　　　　一手食指間關節頂點繞反射區周邊
　　　　揉按。

適用症：膝關節痛、膝關節炎、膝關節受
　　　　傷、半月板損傷、肘關節病變。

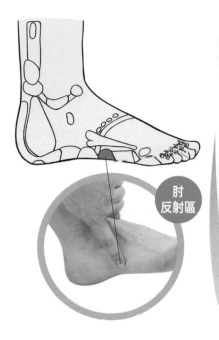

肘反射區

位　置：雙足外側第五蹠骨與楔骨關節凸起
　　　　處前後兩側。

操　作：使用中食指扣按法，一隻手握足部
　　　　內側，另一手食、中指第一指關節
　　　　頂點施力按壓。

適用症：肘關節炎、肘關節痠痛、肘關節損
　　　　傷、膝關節痛……等病症。

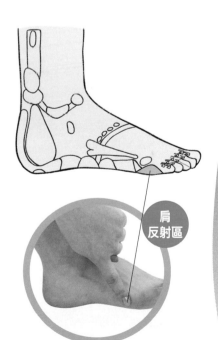

肩反射區

位　置：雙足掌外側第五蹠趾關節凸起處。

操　作：一隻手持足部內側，另一手食指第
　　　　一指間關節從外側足背、足底向足
　　　　趾端多次推按。

適用症：五十肩、手臂乏力、手麻、肩背痠
　　　　痛、肩關節脫臼……等病症。

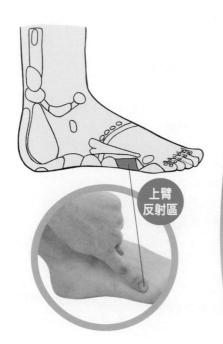

上臂
反射區

上臂反射區

位　置： 雙足底第五蹠骨的外側，呈豎塊狀
　　　　　的區域。

操　作： 使用食、中指扣拳法，食、中指第
　　　　　一指關節頂點施力，力道中等。

適用症： 上臂受傷、五十肩、肘關節受傷、
　　　　　腕關節受傷……等病症。

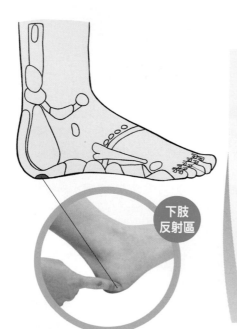

下肢
反射區

下肢反射區

位　置： 雙足底後跟外緣，第五蹠骨後邊骰
　　　　　骨與跟骨旁邊呈塊狀的區域。

操　作： 使用食、中指扣拳法，食、中指第
　　　　　一指關節頂點施力，力道中等。

適用症： 下肢風濕病、坐骨神經痛、股骨損
　　　　　傷、踝關節扭傷……等病症。

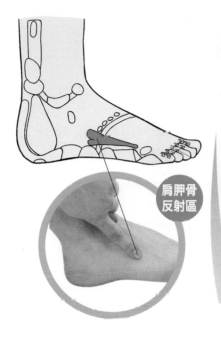

肩胛骨反射區

位　置：雙足外側背部第四、五足趾延伸凹
　　　　陷處，呈現帶狀的區域。

操　作：利用雙拇指點推按法，雙拇指自足
　　　　趾沿足背至骰骨處，分開多次推按
　　　　即可。

適用症：五十肩、肩背痠痛、頸肩綜合症、
　　　　肩關節活動受阻、胸椎病變……等
　　　　病症。

肩胛骨
反射區

🍁足內側反射區

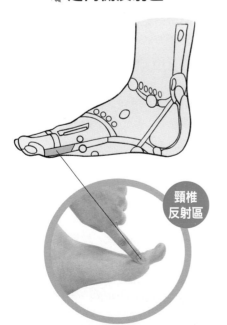

頸椎反射區

位　置：位於雙足足大趾根部內側橫紋肌盡
　　　　頭處。

操　作：以食指第二關節內側固定於反射區
　　　　位置，拇指在其點上施力，定點按
　　　　壓即可。

適用症：各種頸椎病變、頸項僵硬、疼痛
　　　　……等病症。

頸椎
反射區

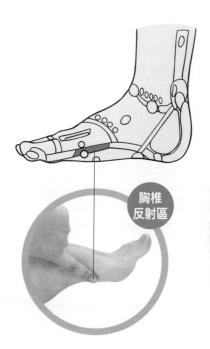

胸椎
反射區

胸椎反射區

位　置：雙足弓內側部分邊緣，從趾關節到楔骨關節為止的區域。

操　作：使用拇食指鉗壓法，一隻手握住足部，另一手拇指點腹施力，由足趾往足跟推壓。

適用症：胸背部痠痛、胸椎椎間盤突出、胸腔臟器病變、胸椎增生、胸椎神經相關臟器病變。

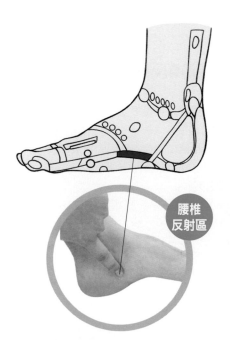

腰椎
反射區

腰椎反射區

位　置：雙足弓內側部分邊緣，從楔骨至舟骨下方的區域。

操　作：使用拇食指鉗壓法，一隻手抓住足趾，另一手拇指點腹施力，由足趾向足跟多次推壓。

適用症：腰背痠痛、腰椎骨刺、腰椎間盤突出、腰肌勞損、腰椎神經相關臟器病症、腰腹腔臟器病變、坐骨神經痛……等病症。

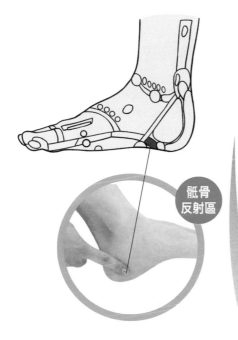

骶骨反射區

骶骨
反射區

位　置：雙足足弓內側部分邊緣，沿著距骨
　　　　後方到跟骨為止，稍微彎曲的帶狀
　　　　區域。

操　作：使用拇食指鉗壓法，一隻手抓住足
　　　　趾，另一手拇指頂點施力，由足趾
　　　　向跟骨多次推壓。

適用症：骨受傷、骨質增生、髖關節傷痛、
　　　　坐骨神經痛、盆腔臟器病變。

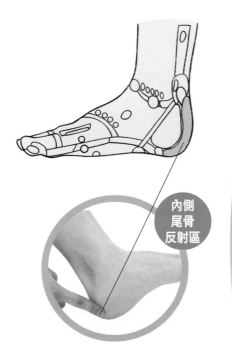

內側尾骨反射區

內側
尾骨
反射區

位　置：雙足足掌內側、內踝跟部，沿足跟
　　　　結節向後，呈現一條帶狀的區域。

操　作：一隻手握足外側，另一手食指第二
　　　　關節內緣施力，由上至下延續足跟
　　　　底。

適用症：坐骨神經痛、尾骨受傷後遺症、生
　　　　殖系統病變……等病症。

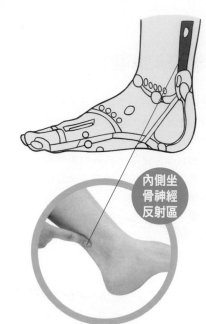

內側坐
骨神經
反射區

內側坐骨神經反射區

位　置：雙足內踝關節後方起，沿脛骨後緣
　　　　　上行至脛骨下方凹陷處止。

操　作：利用食指壓刮法，一隻手握足，另
　　　　　一手拇指指端施力，由踝關節上一
　　　　　寸凹陷處向上多次推按。

適用症：坐骨神經痛、坐骨神經炎、膝部和
　　　　　小腿部疼痛、糖尿病、下肢循環障
　　　　　礙症……等病症。

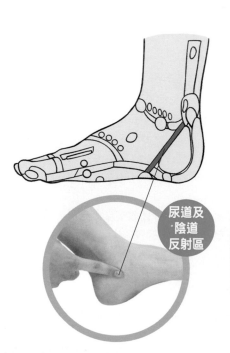

尿道及
陰道
反射區

尿道及陰道反射區

位　置：自膀胱反射區斜向上至距骨與舟骨
　　　　　間隙的區域，在雙足跟內側。

操　作：一隻手握足，另一手食、中指第一
　　　　　指關節側緣施力，由前列腺或子宮
　　　　　反射區向膀胱反射區推按。

適用症：尿道感染、尿道炎、尿道腫瘤、排
　　　　　尿困難、頻尿、尿失禁、陰道炎、
　　　　　陰道肉瘤、生殖器官系統疾病……
　　　　　等病症。

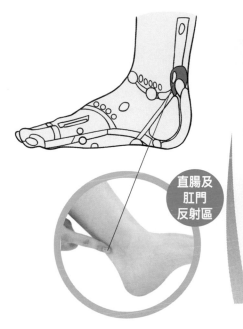

直腸及肛門反射區

位　置：雙足脛骨內側後方，踝骨後方向上
　　　　延伸四橫指的帶狀區域。

操　作：使用食指鉤拳法，一隻手握足，另
　　　　一手拇指點端微施力，沿踝骨後方
　　　　向上多次推按。

適用症：痔瘡、直腸炎、直腸癌、便祕、腹
　　　　瀉、肛裂、靜脈曲張……等病症。

直腸及
肛門
反射區

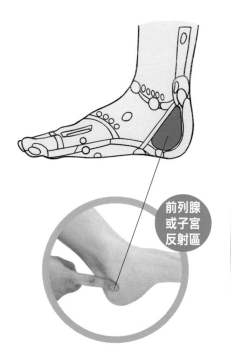

前列腺或子宮反射區

位　置：足跟內側，內踝後下方，呈三角形
　　　　的區域。

操　作：使用食指壓刮法，一隻手握足內
　　　　側，另一手食指第二指節側緣，從
　　　　髂關節後緣向足跟多次刮壓。

適用症：前列腺炎、經痛、月經失調、頻
　　　　尿、排尿困難、血尿、下肢乏力、
　　　　子宮肌瘤、子宮下垂、子宮內膜
　　　　炎、白帶過多……等病症。

前列腺
或子宮
反射區

🍁 足背反射區

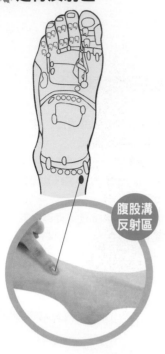

腹股溝
反射區

腹股溝反射區

位　置：雙足內踝尖上二橫指脛骨內側處。

操　作：使用拇指點按法,一隻手輕輕握著
　　　　足部,另一手拇指朝腹股溝反射區
　　　　定點多次揉按。

適用症：生殖系統病變、前列腺肥大、性功
　　　　能低下……等病症。

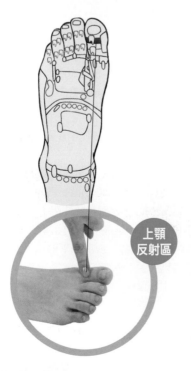

上顎
反射區

上顎反射區

位　置：雙足背拇趾、背趾之間的關節上
　　　　側,呈帶狀的區域。

操　作：使用拇指端揉按,力道中等。

適用症：上牙周病、牙痛、齲齒、口腔潰
　　　　瘍、打鼾、上顎關節紊亂、上顎感
　　　　染……等病症。

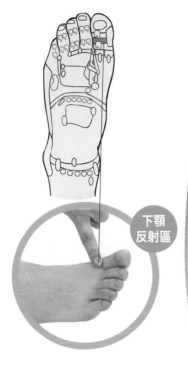

下顎反射區

位　　置：雙足背足大趾、背趾間的關節下
　　　　　端，呈帶狀的區域。

操　　作：使用拇指端揉按，力道中等。

適用症：下顎關節紊亂、下牙周病、牙痛、
　　　　　齲牙、下顎竇炎症、打鼾⋯⋯等病
　　　　　症。

下顎
反射區

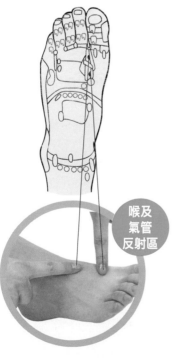

喉及氣管反射區

位　　置：雙足足背第一、第二蹠趾關節縫處
　　　　　區域。

操　　作：使用中食指捏壓法，中指端輔助，
　　　　　食指端以中等力道捏壓。

適用症：咽喉痛、咽喉炎、氣管炎、咳嗽、
　　　　　氣喘、失聲、沙啞、感冒⋯⋯等病
　　　　　症。

喉及
氣管
反射區

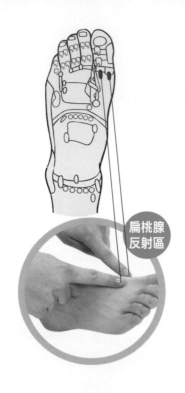

扁桃腺反射區

扁桃腺反射區

位　置：雙足足背足大趾的第二趾節腱兩側
　　　　區域。

操　作：使用雙拇指點推按法，雙拇指指端
　　　　揉壓，節奏緩慢，力道中等。

適用症：上呼吸道感染、扁桃腺疾病、發
　　　　燒、感冒、抗消炎、缺乏抵抗力、
　　　　癌症。

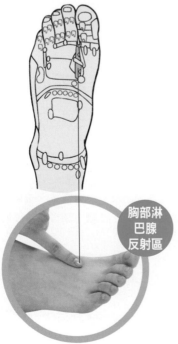

胸部淋巴腺反射區

胸部淋巴腺反射區

位　置：雙足背第一、二蹠骨間縫深處，呈
　　　　條狀的區域。

操　作：使用中食指捏壓法，中指端相輔、
　　　　食指端多次捏壓施力，沿第一蹠骨
　　　　外側向足趾按捏。

適用症：各種炎症、腫瘤、乳房或胸部腫
　　　　塊、胸痛、免疫力低下……等病
　　　　症。

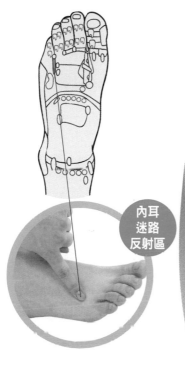

內耳
迷路
反射區

內耳迷路反射區

位　置：雙足背第四、五蹠骨間凹陷較深的
　　　　部位，稍微靠近前端。

操　作：使用中食指捏壓法，中指端相輔、
　　　　食指端以中等力道多次捏壓施力。

適用症：頭暈、眼花、暈車船、平衡障礙、
　　　　昏迷、美尼爾綜合症（耳水不平
　　　　衡）、高血壓、低血壓、平衡障
　　　　礙……等病症。

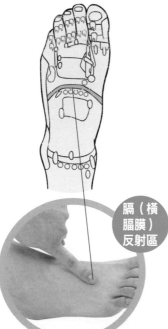

膈（橫
膈膜）
反射區

膈（橫膈膜）反射區

位　置：雙足背蹠骨、楔骨關節處橫跨足背
　　　　內外側連成一帶狀區域。

操　作：使用雙食指刮壓法，雙手食指側緣
　　　　自足背凸起處向兩側多次刮壓。

適用症：打嗝、噁心嘔吐、腹脹、腹痛、膈
　　　　肌痙攣、老年消化不良、神經紊
　　　　亂。

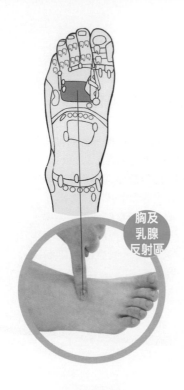

胸及乳腺反射區

胸及乳腺反射區

位　置：在雙足背第二、第三、第四蹠骨面
　　　　之間的區域。

操　作：使用雙拇指點推按法，雙拇指指腹
　　　　前後緊靠，從足趾向足背方向多次
　　　　推按。

適用症：胸部疾病、乳腺疾病、結核病、感
　　　　冒、氣喘……等病症。

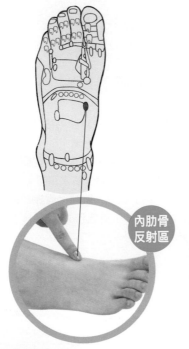

內肋骨反射區

內肋骨反射區

位　置：雙足背第一楔骨與舟骨間凹處。

操　作：使用雙拇指點扣拳法，雙拇指點端
　　　　同時多次揉按反射區，力道中等，
　　　　節奏稍緩。

適用症：肋骨病變、胸悶、肋膜炎、肩背
　　　　痛……等病症。

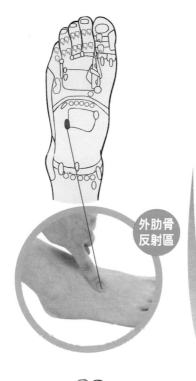

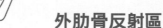

外肋骨反射區

位　置：足背第四楔骨與第三楔間凹陷處。

操　作：使用雙拇指點扣拳法，雙拇指頂端同時多次揉按，力道中等，節奏稍緩即可。

適用症：肋骨病變、胸悶、肋膜炎、肩背痛……等病症。

外肋骨反射區

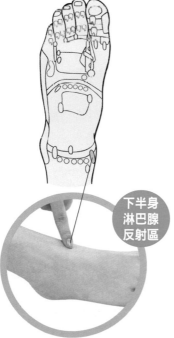

下半身淋巴腺反射區

位　置：位於距骨、盤骨間形成下方的凹陷處，在雙足背內踝前。

操　作：使用食指扣拳法，食指第一指間關節頂點施力，同時多次按壓。

適用症：各種炎症、發燒、水腫、肌瘤、蜂窩性組織炎、全身循環障礙、血管硬化、帕金森氏綜合症……等病症。

下半身淋巴腺反射區

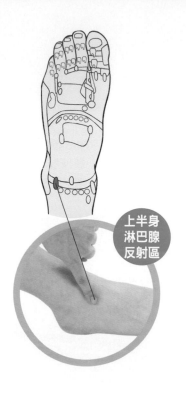

上半身
淋巴腺
反射區

上半身淋巴腺反射區

位　置：距骨、舟骨間形成下方的凹陷處，
　　　　在雙足背外踝前。

操　作：使用食指扣拳法，雙手食指第一指
　　　　間關節頂點施力，同時多次按壓。

適用症：各種炎症、發燒、水腫、肌瘤、全
　　　　身循環障礙、血管硬化、帕金森氏
　　　　綜合症……等病症。

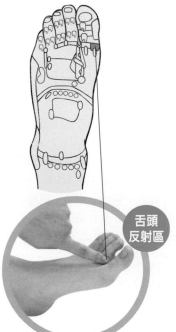

舌頭
反射區

舌頭反射區

位　置：雙足第一蹠趾關節前方的凹陷處，
　　　　在足大趾內側下緣。

操　作：使用拇指點按法，以拇指頂端按住
　　　　足大趾內側下緣以中等力度施力，
　　　　多次揉按。

適用症：舌紅、舌乾、舌裂、舌質腫胖……
　　　　等症狀。

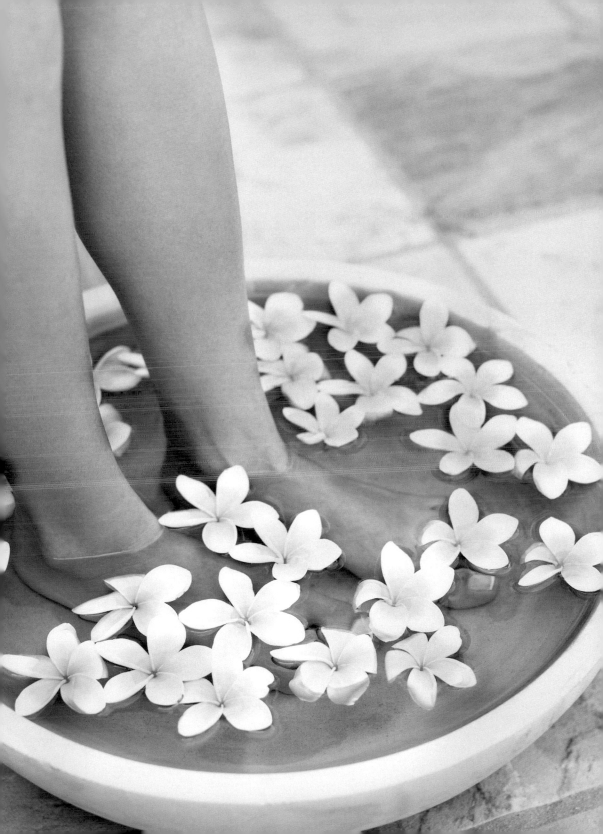

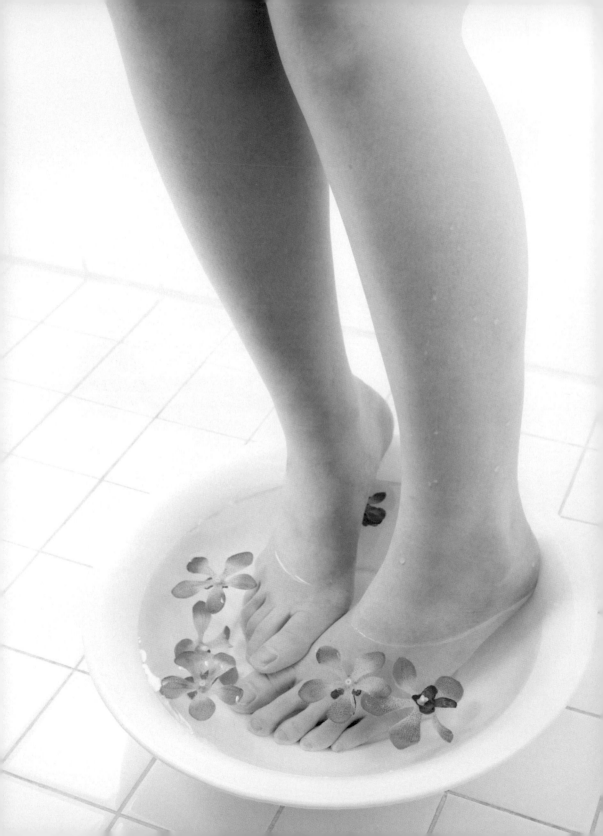

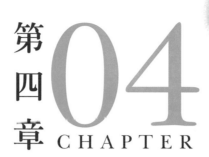

第四章

04
CHAPTER

常見疾病的足部按摩療法

現代人的精神壓力往往比較大，導致身體經常出現許多小病痛，像是打嗝、嘔吐、腹瀉、痢疾、便祕、消化不良、流行感冒、咳嗽、咽炎、近視、青光眼……等，根據筆者多年的臨床經驗，透過簡單明瞭的足部自然療法，能夠讓這些常見的疾病輕鬆緩解。

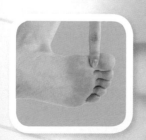
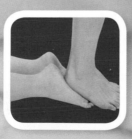
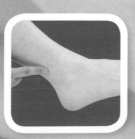
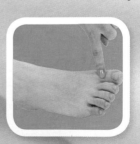

打嗝

也 稱 為 呃 逆 ， 導 致 呃 聲 頻 頻

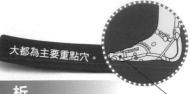

大都為主要重點穴。

大都

疾 病 解 析

打嗝稱為呃逆，也稱為橫膈肌痙攣，是膈神經刺激橫膈膜肌引起
間歇性的收縮運動所致，空氣突然吸入呼吸道中，而此時聲帶未
開，導致呃聲頻頻短促。呃逆頻繁或長達24小時稱為難治性呃
逆，一般藥物治療無法根治，嚴重影響生活品質。

有效反射區

按摩大腦（頭部）、小腦及腦幹、腦垂體反射區可以促進腦神經恢復正常功
能，提升神經反射作用。而有助於改善打嗝症狀的反射區是膈（橫膈膜）、
胃、小腸、腹腔神經叢、副甲狀腺，促進消化，按摩頸部反射區可以讓呼吸
道較為暢通。

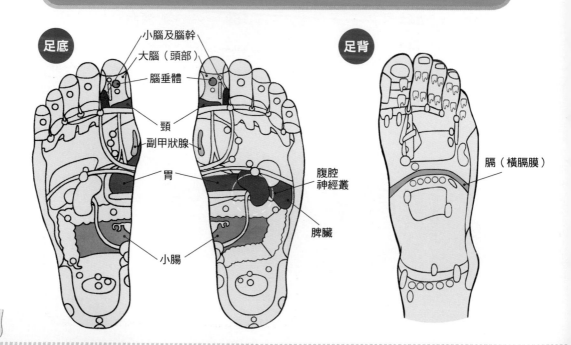

足底

小腦及腦幹
大腦（頭部）
腦垂體
頸
副甲狀腺
胃
小腸
腹腔
神經叢
脾臟

足背

膈（橫膈膜）

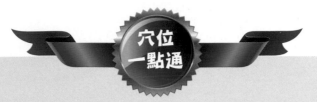

穴位一點通

主要按摩的穴位為大都，再搭配位於經絡上的湧泉、太衝、足竅陰，可以達到抑制打嗝的效果。若感覺到腹部有消化不良、腹脹的情況，能夠再加上10號穴、27號穴，緩解不舒適的症狀。

經穴
足竅陰、湧泉、太衝、大都

奇穴
10號穴、27號穴

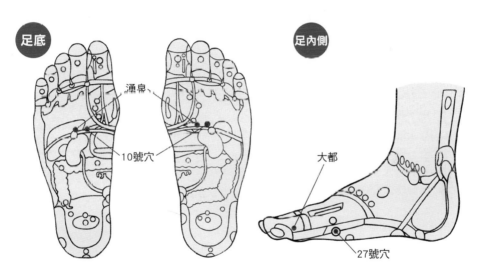

足底

湧泉

10號穴

足內側

大都

27號穴

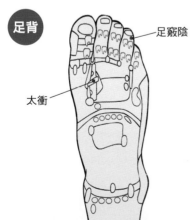

足背

足竅陰

太衝

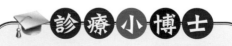

診療小博士

1. 培養良好的飲食習慣，避免暴飲暴食，按摩期間禁食冷飲及酸、辣……等刺激性食物，以免造成胃部不舒適。
2. 要注意保暖，避免寒涼的刺激。
3. 按摩治療本病時，應採用較重手法，但不可太用力，要由輕到重，讓患者能夠接受。

操作手法

1. 指壓穴位

掐點大都 2 分鐘，點揉湧泉、太衝、足竅陰、10號穴、27號穴，各1至2分鐘。

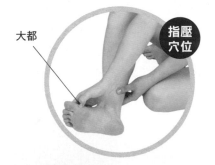

大都

指壓穴位

3. 刺激反射區

在一、二蹠骨與二、三蹠骨足底縫隙中深推，推擦足底內側。

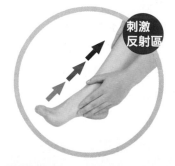

刺激反射區

2. 按摩反射區

以拇指推法為主，按法、拳刮法、擦法、為輔，作用於相應反射區3至5分鐘，橫膈膜、胃反射區可延長時間操作。

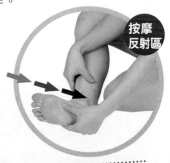

按摩反射區

4. 舒緩足部

按摩時手法宜由輕到重，如果長時間反覆打嗝或嘔吐、舌強（舌頭強硬，渾動不靈），應立即去醫院檢查。

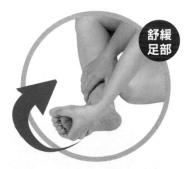

舒緩足部

⚠ 連續打嗝的注意事項

1. 若打嗝超過一天以上，可能是身體臟腑出現病變，應該去醫院檢查。
2. 連續打嗝，可能是「多發性硬化症」，較容易出現在年輕女性身上，初期症狀是連續打嗝，短則連續打嗝一星期，長則連續打嗝一個月，甚至長達三個月。

嘔吐

目前尚無有效治療嘔吐的方法

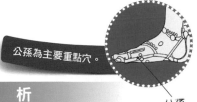

公孫為主要重點穴。

公孫

疾 病 解 析

嘔吐是一種反射性生理現象，而神經性嘔吐多由於疾病或創傷刺激嘔吐中樞所引起。常見於腦震盪、暈車船、顱內占位性病變造成的高血壓、梅尼爾氏綜合症的病患。亦可因酒醉後反覆嘔吐，或因為長期不正常進食而厭食所造成的，在臨床上尚無有效的治療方法。

有效反射區

按摩大腦（頭部），小腦及腦幹、腦垂體反射區可以促進腦神經恢復正常功能，提升神經反射作用。需要同時按摩腎臟、脾臟，增進新陳代謝，有助於改善嘔吐症狀的反射區是胃、小腸、腹腔神經叢，而按摩內耳迷路反射區可以抑制想吐的情況。

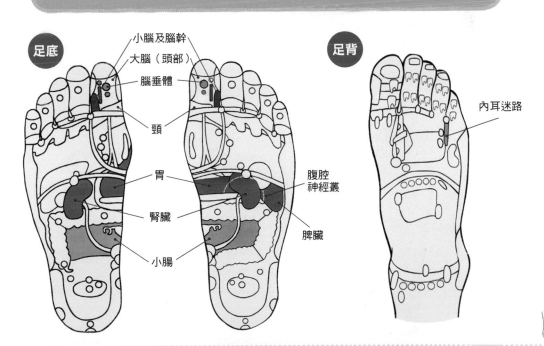

足底

小腦及腦幹
大腦（頭部）
腦垂體
頸
胃
腎臟
小腸

足背

內耳迷路

腹腔神經叢
脾臟

穴位
一點通

主要按摩的穴位為公孫，再搭配位於經絡上的大都、太白，可以達到舒緩胃部的效果。若有反覆嘔吐、胃酸過多的情況，能夠再加上8號穴、10號穴、19號穴，緩解不舒適的症狀。

經穴
大都、公孫、太白

奇穴
8號穴、10號穴、19號穴

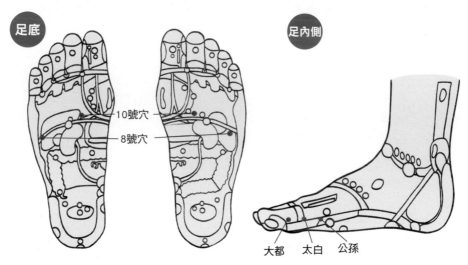

足底

10號穴
8號穴

足內側

大都　太白　公孫

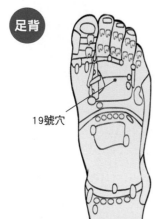

足背

19號穴

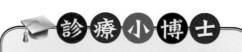

診療小博士

1.嘔吐時，請將頭側向一旁，以免嘔吐物吸入氣管造成吸入性肺炎。
2.注意飲食調節，平時飲食要定時定量，嚴重嘔吐會導致體液失衡，可以配合打點滴。

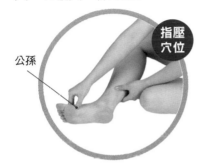

操作手法

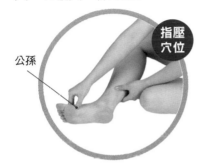

1. 指壓穴位

以強勁手法點揉公孫、大都、太白、8號穴、10號穴、19號穴，各2分鐘。

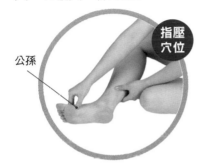

公孫　　　　　　　　指壓穴位

2. 按摩反射區

以食指扣拳法為主、拇指點揉法、按法、拳刮法、拇指推法、擦法等手法為輔，作用於相應反射區，各操作3至5分鐘。

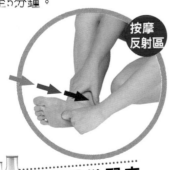

按摩反射區

3. 刺激反射區

用力擦足底內外側緣以及足中線，刺激足部反射區。

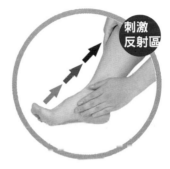

刺激反射區

4. 舒緩足部

最後以手指加重刺激，並且配合足底相應穴區按摩，達到舒緩足部的目的。

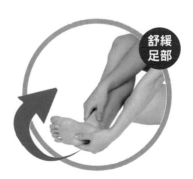

舒緩足部

嚴選足浴配方

藥材：無花果3~5片。

用法：1.將無花果切片後備用，倒入水中，水煎煮汁。

　　　2.待水溫降至身體可以負荷的溫度時，把足部放入，每週連續2～3次，情況將會好轉。

腹瀉

分為急性與慢性腹瀉，通常伴隨腹痛

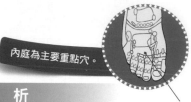

內庭為主要重點穴。

內庭

疾病解析

腹瀉是一種胃腸疾病的常見症狀，分為急性和慢性腹瀉，臨床主要表現為排便次數增多，便質稀薄，水樣或帶有膿血。通常會伴隨腹鳴、腹痛、食量減少、神情疲勞及脫水症狀……等。孩童嚴重腹瀉必須進入醫院打點滴治療，及時改善脫水症狀，否則會有生命危險。

有效反射區

按摩大腦（頭部）、腦垂體反射區可以促進腦神經恢復正常功能，提升神經反射作用。按摩脾臟反射區可以調節氣血，按摩淋巴反射區可以使其防禦細菌、病毒的能力增強，而按摩肝臟、胃、直腸、降結腸、橫結腸、升結腸、腹腔神經叢、十二指腸、小腸反射區可以消炎止瀉。

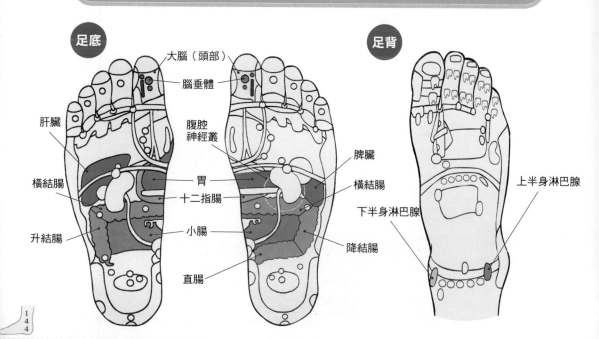

足底

大腦（頭部）
腦垂體
肝臟
腹腔神經叢
橫結腸
胃
十二指腸
升結腸
小腸
直腸

足背

脾臟
橫結腸
降結腸
上半身淋巴腺
下半身淋巴腺

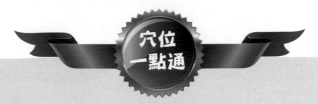

穴位一點通

主要按摩的穴位爲內庭，再搭配大都、太白、公孫、至陰、太衝、隱白，可以達到舒緩腸胃的效果。若有反覆腸鳴、腹瀉的情況，再加上6號穴、9號穴、10號穴，緩解不舒適的症狀。

經穴
內庭、大都、公孫、至陰、太衝、隱白

奇穴
6號穴、9號穴、10號穴

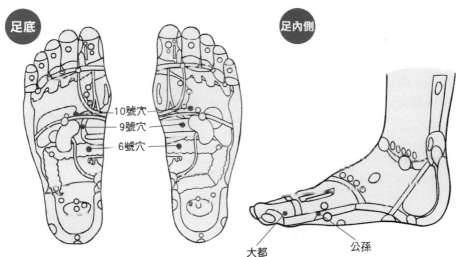

足底

10號穴
9號穴
6號穴

足內側

大都　　公孫

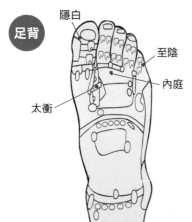

足背

隱白
至陰
內庭
太衝

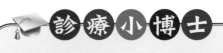

診療小博士

1. 在按摩過程中要注意保養，攝取食物要定時定量，別吃未處理乾淨的食物。注意保持腹部溫暖。
2. 本病依靠按摩治療有效，但不排除其他療法，特別是有感染因素的病症，可同時服用抗生素，如出現脫水或中毒，應及時採取靜脈輸液治療。

操作手法

1. 指壓穴位

按揉內庭、大都、公孫、至陰、太衝、隱白、6號穴、9號穴、10號穴，各1至2分鐘。

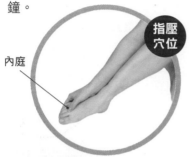

內庭

指壓穴位

3. 刺激反射區

摩擦足底正中線及內外踝……等部位，不斷刺激反射區。

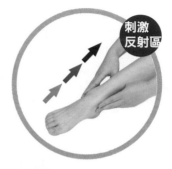

刺激反射區

2. 按摩反射區

用拇食指扣拳法為主，食指橫按法、拳刮法、拇指推法、擦法、拍法等手法為輔作用於相應反射區，各操作3至5分鐘。

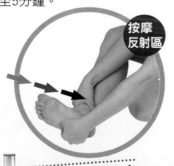

按摩反射區

4. 舒緩足部

可以具體按壓病痛穴區，急性腹瀉宜使用快速加重的手法，慢性腹瀉應該使用持續柔和的手法。

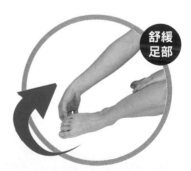

舒緩足部

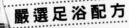

嚴選足浴配方

藥材：葛根50克、白扁豆100克、車前草150克。

用法：1.將葛根、白扁豆、車前草丟入水中，水煎煮汁。

2.待水溫降至身體可以負荷的溫度時，把足部放入，1天1劑，連續3天，每天2～3次。

痢疾

是 一 種 夏 秋 常 見 的 腸 道 傳 染 病

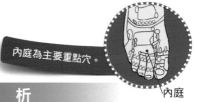

內庭為主要重點穴。

內庭

疾 病 解 析

痢疾是一種由痢疾桿菌所引起的腸道傳染病。此病一年四季均會發生，但以夏秋兩季較為多見。中醫認為本病是由濕熱或疫毒所致。以腹痛、裡急後重（想排便卻又排不出來）、瀉下膿血為其臨床主要症狀。並伴隨發熱、厭食、肛門灼熱、尿短赤……等表現。

有效反射區

按摩大腦（頭部）反射區可以促進腦神經恢復正常功能，提升神經反射作用。按摩脾臟反射區可以促進津液的循環，按摩腎臟、腎上腺、輸尿管、膀胱反射區能夠增進新陳代謝，而按摩腹腔神經叢、橫結腸、降結腸、升結腸、直腸反射區可以促進腸胃蠕動、排便。

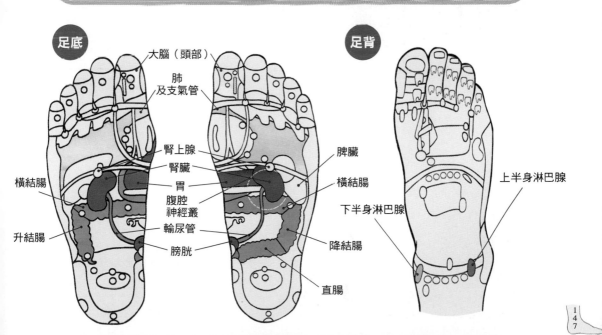

足底

大腦（頭部）
肺及支氣管
腎上腺
腎臟
胃
腹腔神經叢
輸尿管
膀胱
橫結腸
升結腸

脾臟
橫結腸
降結腸
直腸

足背

上半身淋巴腺
下半身淋巴腺

穴位一點通

主要按摩的穴位爲內庭，再搭配位於經絡上的太白、公孫、束骨、金門，可以達到舒緩腸胃的效果。若有瀉下濃血的情況，能夠再加上6號穴、9號穴、爐底三針，緩解不舒適的症狀。

經穴
內庭、太白、公孫、束骨、金門

奇穴
6號穴、9號穴、爐底三針

足底

足背

內庭

足內側

19號穴
6號穴
爐底三針

太白　公孫

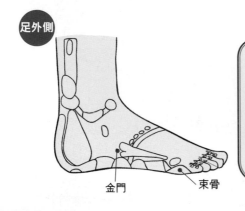

足外側

金門　　束骨

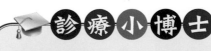

診療小博士

1. 孩子的碗杯用具要進行消毒，衣服和棉被也要勤洗勤換，家長也要勤洗手，避免交叉感染。
2. 盡量給孩子多喝溫開水。
3. 及時補充營養和維生素，避免給予冷食冷飲，增加胃腸的負擔。

操作手法

1. 指壓穴位

持續點按內庭、太白、公孫、束骨、金門、6號穴、9號穴、爐底三針，各1至2分鐘。

內庭

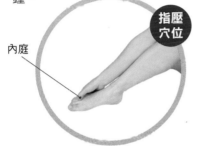

指壓穴位

2. 按摩反射區

用拇指推法為主、食指扣拳法、拇指扣拳點腎刮法、食指壓刮法、拳刮法的手法為輔，作用於反射區，操作3至5分鐘。

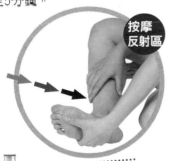

按摩反射區

3. 刺激反射區

摩擦足底，自足跟中點沿足部內外側至足大、小趾端側。

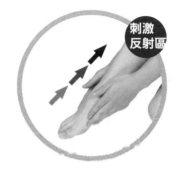

刺激反射區

4. 舒緩足部

根據疾病情況，可以按摩其他消化相應穴位以及反射區，同時以溫和手法舒緩足部。

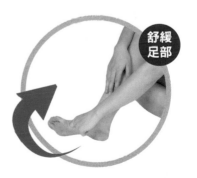

舒緩足部

嚴選足浴配方

藥材：鮮律草500克，苦參50克。

用法：1.將鮮律草、苦參丟入水中，水煎煮汁。

2.待水溫降至身體可以負荷的溫度時，把足部放入，早晚各1次，連續1～2週，可以看見效果。

便祕

是 指 糞 便 不 能 及 時 排 出 的 症 狀

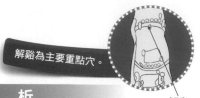

解谿為主要重點穴。

解谿

疾 病 解 析

便祕屬於大腸傳導功能失常，糞便不能及時排出的症狀。表現為大便閉結不通，排便間隔時間延長、排便困難，糞質乾燥堅硬。男女老幼皆易患病，長期工作緊張、用腦過度及老年人更容易出現此症狀。對長期便祕者進行身體檢查，可見其直腸及肛門附近有糞石存在。

有效反射區

按摩大腦（頭部）反射區可以促進腦神經恢復正常功能，提升神經反射作用。按摩腎臟、腎上腺、輸尿管、膀胱、胰臟反射區能夠增進新陳代謝，而按摩腹腔神經叢、橫結腸、降結腸、直腸反射區可以促進腸胃蠕動、排便，按摩淋巴腺反射區能夠使防禦細菌、病毒的能力更強。

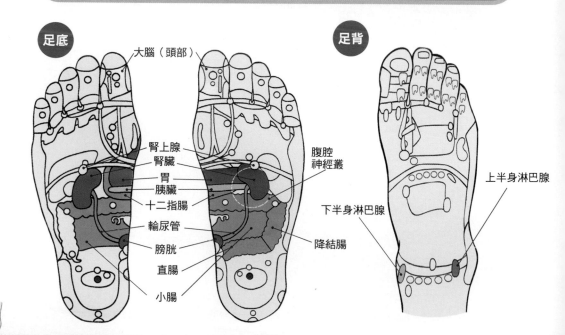

足底

足背

大腦（頭部）

腎上腺
腎臟
胃
胰臟
十二指腸
輸尿管
膀胱
直腸
小腸

腹腔
神經叢

下半身淋巴腺

降結腸

上半身淋巴腺

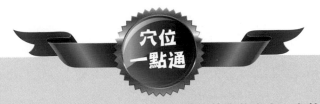

穴位一點通

主要按摩的穴位為解谿，再搭配位於經絡上的太白、大敦、湧泉、行間、照海、大鍾，可以達到腸胃蠕動的效果。若有大便乾結的情況，能夠再加上爐底三針，緩解便祕的症狀。

經穴
解谿、太白、大敦、湧泉、行間、照海、大鍾

奇穴
爐底三針

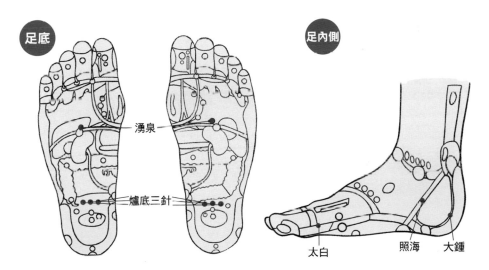

足底

湧泉

爐底三針

足內側

太白　　照海　大鍾

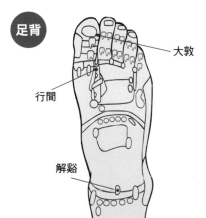

足背

大敦

行間

解谿

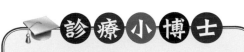

診療小博士

1. 便祕的人偏愛吃高蛋白質和辛辣的食物，高蛋白食物在腸道中運行的速度緩慢，而且會孳生很多有害物質。
2. 老年人的胃腸運動能力老化，加上肛門周圍肌肉力量不如以往，造成便祕。
3. 適量的脂肪攝入對身體是必要的，如果脂肪攝入太少，就會導致大便乾燥。

操作手法

1. 指壓穴位

點按解谿、太白、大敦、湧泉、解谿、大鍾、爐底三針各1至2分鐘。

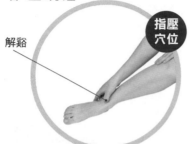

解谿

指壓穴位

2. 按摩反射區

用拇指指端點法、食指指間關節點法、按法、雙指關節刮法、拳刮法、擦法、拍法的手法作用於相應反射區，各操作3至5分鐘，以局部痠痛為佳。

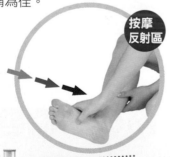

按摩反射區

3. 刺激反射區

摩擦足心，以拔法、搖法刺激各個足趾。

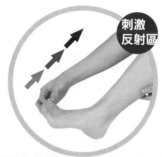

刺激反射區

4. 舒緩足部

老年患者手法宜柔和持續，多按摩腎臟反射區等區域，可以舒緩水腫足部，促進身體新陳代謝。

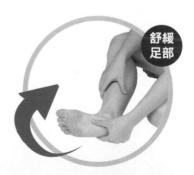

舒緩足部

嚴選足浴配方

藥材：花椒、薑、鹽、醋、小茴香。
用法：1.將花椒、薑、鹽、醋、小茴香丟入水中，水煎煮汁。
　　　2.待水溫降至身體可以負荷的溫度時，把足部放入，搭配按摩，對便祕有很好的舒緩效果。

消化不良

通 常 是 飲 食 不 當 所 引 起 的 症 狀

內庭為主要重點穴。

內庭

疾 病 解 析

消化不良是由於飲食過度或飲食不當影響腸胃的消化功能引起的。症狀為斷斷續續地上腹部不適或疼痛、飽脹、噯氣打嗝、腹瀉等現象發生。患者常因胸悶、早飽感、肚子脹的不適感而不願進食或盡量少進食，因此大多數患者會消瘦，常見於胃部功能不佳的人。

有效反射區

按摩大腦（頭部）反射區可以促進腦神經恢復正常，提升神經反射作用。按摩腎臟、腎上腺、胰臟、膀胱、輸尿管反射區能夠增進新陳代謝，按摩肝臟、膽囊反射區可以促進膽汁分泌，分解脂肪。按摩甲狀腺、淋巴腺反射區，可以啟動身體修護力，能夠改善消化不良的反射區是胃、小腸、十二指腸、降結腸、升結腸。

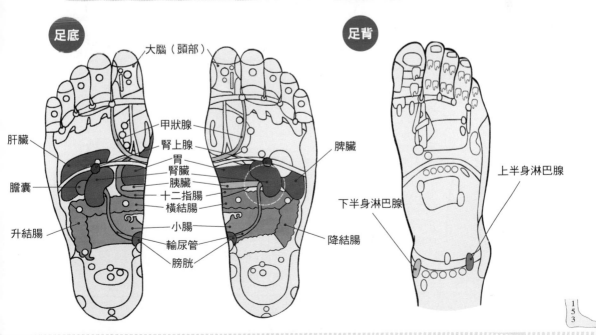

足底

足背

大腦（頭部）

甲狀腺
腎上腺
胃
腎臟
胰臟
十二指腸
橫結腸
小腸
輸尿管
膀胱

肝臟
膽囊
升結腸

脾臟
降結腸

上半身淋巴腺
下半身淋巴腺

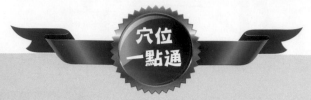

主要按摩的穴位爲內庭，再搭配位於經絡上的解谿、公孫、商丘、然谷，可以達到刺激腸胃蠕動的效果。若有上腹部不適、疼痛、飽脹的情況，再加上裡內庭、6號穴，緩解腸胃不適症狀。

經穴
內庭、解谿、公孫、商丘、然谷

奇穴
裡內庭、6號穴

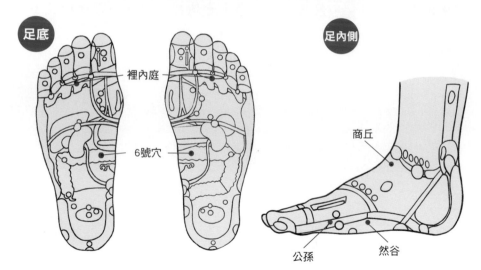

足底

裡內庭

6號穴

足內側

商丘

公孫

然谷

足背

內庭

解谿

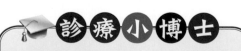

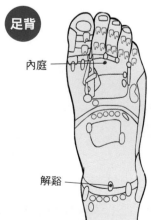

診療小博士

1. 按摩的手法應該輕重得宜，別讓患者覺得不舒服。
2. 每天按摩約5到10分鐘即可，堅持三個月以上，效果較為顯著。
3. 按摩時，室內溫度應該在22℃以上，以避免患者著涼。

操作手法

1. 指壓穴位

點揉內庭、解谿，公孫，揉商丘、然谷、裡內庭、6號穴，各1至2分鐘。

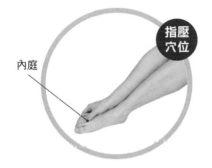

內庭

指壓穴位

2. 按摩反射區

以拇指推法為主、按法、食指關節刮法、雙指關節刮法的手法為輔作用於相應反射區，各操作3至5分鐘，以局部痠痛為佳。

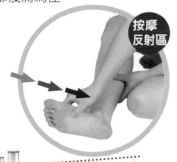

按摩反射區

3. 刺激反射區

摩擦足底正中線，刺激足底腎臟反射區，增進新陳代謝。

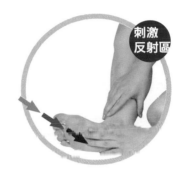

刺激反射區

4. 舒緩足部

按摩手法宜中度柔和，持續時間要長一點。還可根據具體情況加強對症穴區，同時舒緩足部。

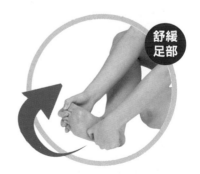

舒緩足部

嚴選足浴配方

藥材：木香、吳茱、生薑各15克。

用法：1.將木香、吳茱、生薑丟入水中，水煎煮汁。

2.待水溫降至身體可以負荷的溫度時，把足部放入，搭配按摩，對消化不良有很好的舒緩效果。

流行感冒

流感為自癒性疾病，一週內可痊癒

公孫為主要重點穴。

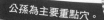

公孫

疾　病　解　析

簡稱「流感」，是春、冬季常見疾病，由流行性感冒病毒所感染。主要臨床表現為頭痛、寒顫、發高燒，並伴隨肌肉酸痛、鼻塞、流鼻涕、咽腫痛的現象。患有慢性肺病幼兒及年老體弱者常會併發肺炎，嚴重影響人體健康。這是一種自癒性疾病，一週左右可自動痊癒。適度足部保健按摩可減輕症狀，明顯縮短病程。

有效反射區

按摩大腦（頭部）反射區可以促進腦神經恢復正常功能，提升神經反射作用。按摩甲狀腺、副甲狀腺反射區可以提昇自身修護力，按摩腎臟、腎上腺、胃反射區增進新陳代謝，而能夠舒緩感冒症狀的反射區為鼻腔、肺及支氣管、胸部淋巴腺、喉、氣管反射區。

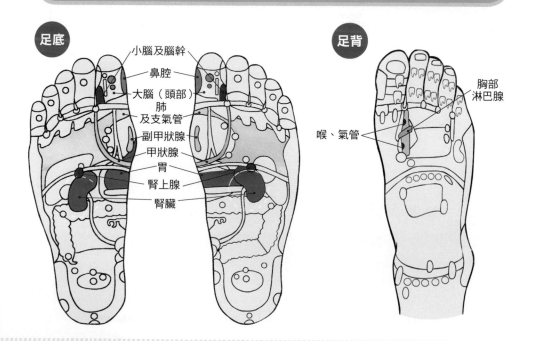

足底

小腦及腦幹
鼻腔
大腦（頭部）
肺及支氣管
副甲狀腺
甲狀腺
胃
腎上腺
腎臟

足背

胸部淋巴腺

喉、氣管

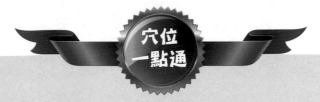

穴位
一點通

主要按摩的穴位為公孫，再搭配金門、申脈、足通谷、隱白、
厲兌，可以舒緩鼻塞、頭痛。若有打噴嚏、咽腫痛，再加上1號
穴、17號穴、24號穴、25號穴，緩解感冒不適的症狀。

經穴
金門、申脈、足通谷、公孫、
隱白、厲兌

奇穴
1號穴、17號穴、24號穴、
25號穴

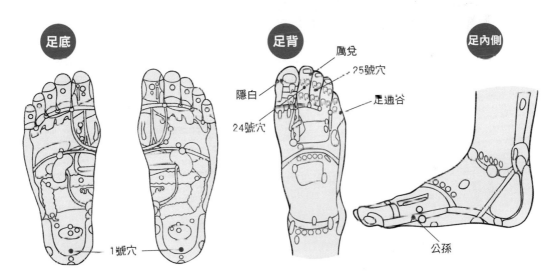

足底

足背
厲兌
25號穴
隱白
足通谷
24號穴
1號穴

足內側
公孫

足外側
17號穴
申脈
金門

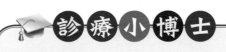

診療小博士

1. 在接受按摩治療的同時，患者要注意防
寒保暖，多飲用溫開水，避免過度勞
累。
2. 由於按摩治療一般不會造成刺激反應，
所以這種方法尤其適合小孩、老人和孕
婦。

操作手法

1. 指壓穴位

點揉公孫、金門、申脈、足通谷、隱白、厲兌、1號穴、17號穴、24號穴、25號穴，各1至2分鐘。

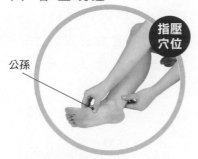

公孫

指壓穴位

2. 按摩反射區

以拇指指端點法為主、食指指間關節點法、拳刮法、拇指推法、擦法為輔作用於相應反射區，各操作2分鐘。

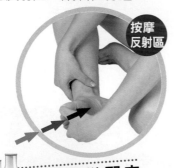

按摩反射區

3. 刺激反射區

用輕柔手法進行足部放鬆，擦足心，讓局部發燙。

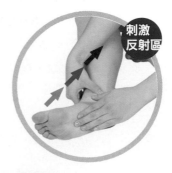

刺激反射區

4. 舒緩足部

可用力按摩1號穴或是浸泡在熱水按摩，可以使局部溫熱，按摩後要迅速保溫。

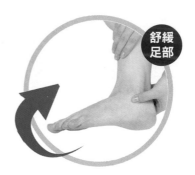

舒緩足部

嚴選足浴配方

藥材：貫眾葉100克，荊芥、蘇葉、防風各30克，薄荷20克。

用法：1.將貫眾葉、荊芥、蘇葉、防風丟入水中，水煎煮汁。

2.待水溫降至身體可以負荷的溫度時，把足部放入，搭配按摩，可以促進身體發汗，將毒素排出。

咳嗽

有聲無痰為咳，有痰無聲為嗽

解谿為主要重點穴。

解谿

疾病解析

咳嗽是肺部疾病的主要症狀之一。外感咳嗽為六淫（風、寒、暑、濕、燥、火）外邪侵襲肺部或臟腑功能失調，肺氣上逆所致。其中有聲無痰為咳，有痰無聲為嗽。同時往往併有氣喘、咽痛、聲音沙啞、咳痰或低氣怯聲的症狀。適當按摩可以明顯減輕咳嗽症狀。

有效反射區

按摩大腦（頭部）、腦垂體、小腦及腦幹反射區可以促進腦神經恢復正常功能，提升神經反射作用。按摩脾臟、腎上腺、腎臟、肝臟、淋巴腺反射區可以將體內毒素排出，而有助於舒緩咳嗽症狀的反射區是喉、胸（乳房）、膈（橫膈膜）、扁桃腺。

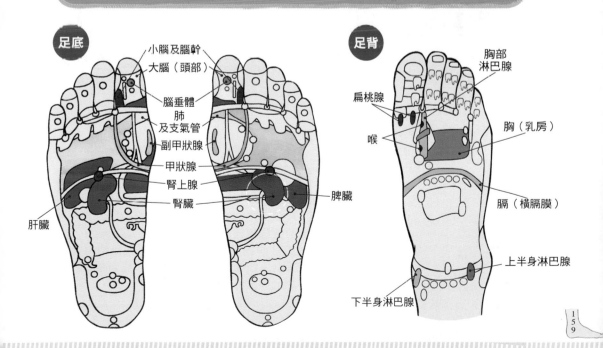

足底

小腦及腦幹
大腦（頭部）
腦垂體
肺
及支氣管
副甲狀腺
甲狀腺
腎上腺
腎臟
脾臟
肝臟

足背

胸部
淋巴腺
扁桃腺
喉
胸（乳房）
膈（橫膈膜）
上半身淋巴腺
下半身淋巴腺

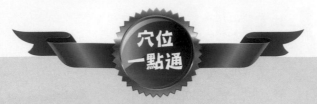

主要按摩的穴位為解谿，再搭配太谿、湧泉、然谷、太衝，可以達到舒緩喉嚨不適的效果。若有氣喘、咽痛、聲音沙啞、咳痰的情況，再加上1號穴、4號穴、23號穴，緩解不斷咳嗽的症狀。

經穴
太谿、湧泉、解谿、然谷、太衝

奇穴
1號穴、4號穴、23號穴

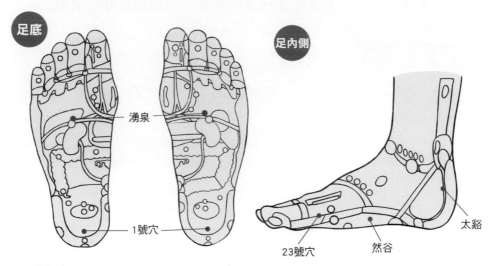

足底

湧泉

1號穴

足內側

23號穴　　　然谷　　　太谿

足背

太衝

解谿

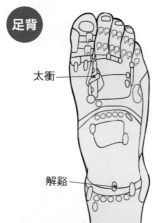

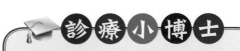

診療小博士

重點按摩雙足背面。（而不是足底，足大趾根部兩側的部位，即扁桃腺的反射區，只要扁桃體發炎時，這個部位就會很疼，所以很容易找到。左、右足大趾都要按摩。）按摩扁桃腺反射區後，患者咽喉腫痛的現象會明顯減輕。

操作手法

1. 指壓穴位

依次點按解谿、湧泉、太谿、然谷、太衝、1號穴、4號穴、23號穴等穴，各2至3分鐘，力度中等。

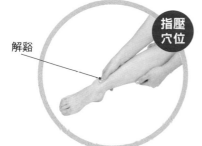

解谿　指壓穴位

2. 按摩反射區

用拇指指端點法、按法、食指關節刮法、雙指關節刮法、拇指推法、擦法、扣法，用於相應反射區，各操作2分鐘，以局部痠脹為佳。

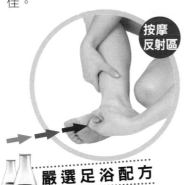

按摩反射區

3. 刺激反射區

以放鬆休閒手法進行局部放鬆，用力摩擦足跟部，刺激反射區。

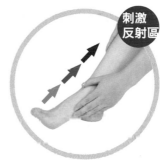

刺激反射區

4. 舒緩足部

可用熱水浴足後按摩，注意保持溫暖；點揉宜深透，擦摩宜發紅微熱。

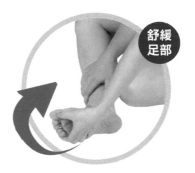

舒緩足部

嚴選足浴配方

藥材：魚腥草150克，麻黃、細辛50克。
用法：煎後足浴，有化痰止咳平喘的功效。
藥材：麻黃、細辛各30克，桂枝50克，紫蘇100克。
用法：水煎浴足，有化痰止咳平喘的功效。

咽炎

由細菌感染引起的咽黏膜、淋巴發炎症

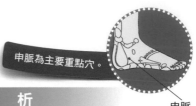

申脈為主要重點穴。

申脈

疾 病 解 析

咽炎是咽黏膜及其淋巴組織的發炎症，由細菌感染引起，致病菌多為鏈球菌、葡萄球菌和肺炎球菌。咽炎是外感風熱，吃太多辛辣食物所致。起病較急，常見症狀有咽部紅腫灼熱，疼痛，咽中有堵塞感，吞嚥不利、聲音沙啞。若不及時治癒會逐漸轉為慢性咽炎。

有效反射區

按摩額竇、大腦（頭部）、腦垂體反射區可以促進腦神經恢復正常功能，提升神經反射作用，按摩胰臟、胃、小腸、上半身淋巴腺反射區可以增進新陳代謝，而按摩上顎、下顎、喉、三叉神經、心臟反射區可以緩解咽炎不舒適的症狀。

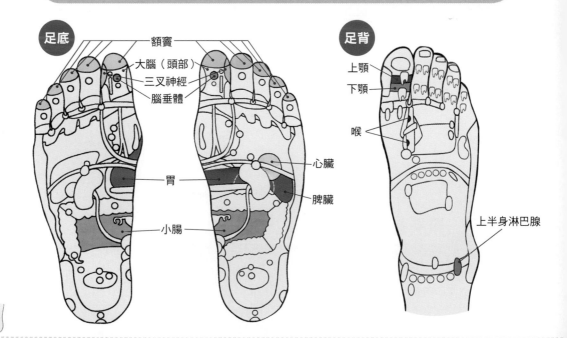

足底

額竇
大腦（頭部）
三叉神經
腦垂體
胃
心臟
脾臟
小腸

足背

上顎
下顎
喉
上半身淋巴腺

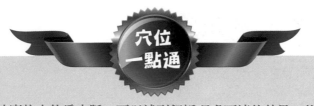

主要按摩的穴位為申脈，可以達到舒緩咽喉不適的效果，若咽喉有紅腫疼痛、異物感的情況，能夠再搭配位於經絡上的內庭、湧泉、太谿、照海、金門，緩解咽喉發炎的症狀。

經穴
湧泉、內庭、太谿、照海、金門、申脈

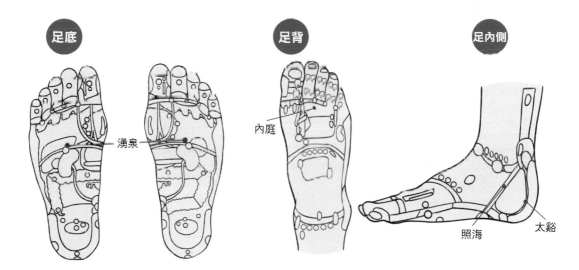

足底

湧泉

足背

內庭

足內側

照海　　太谿

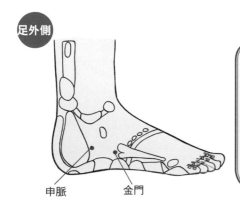

足外側

申脈　　金門

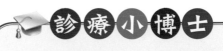

診療小博士

1. 平時生活要有規律，養成鍛鍊身體的習慣。出汗後不要馬上脫衣服，或者吹風沖涼。
2. 傷風感冒是引起急性咽炎和慢性咽炎的主要原因，而且發病率很高，因此要注意天氣的冷暖變化。

操作手法

1. 指壓穴位

選擇點按申脈穴、內庭、太谿、照海、金門、湧泉，各2至3分鐘。

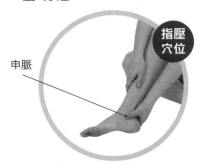

申脈

指壓穴位

3. 刺激反射區

重按足底，搖擺足踝及各趾，能夠刺激反射區，促進新陳代謝。

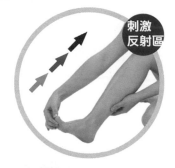

刺激反射區

2. 按摩反射區

以拇指推法為主、食指指間關節點法、按法、食指關節刮法、雙指關節刮法、拳刮法為輔作用於相應反射區，以局部痠脹為佳。

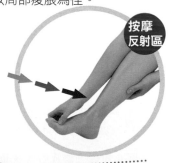

按摩反射區

4. 舒緩足部

急性咽炎宜以加重手法按摩，慢性咽炎則應注重按摩手法的持續有力。

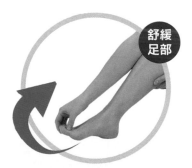

舒緩足部

⚠ 咽炎的分類方式

1. 急性咽炎，為呼吸道感染的一部分，多因急性鼻炎向下蔓延，常波及整個咽喉。
2. 慢性咽炎，咽部黏膜的慢性炎症，分為瀰漫性炎症和侷限性炎症。

近視

只 能 看 清 楚 近 距 離 的 事 物

丘墟為主要重點穴。

丘墟

疾 病 解 析

近視眼患者的問題是在於無法看清楚遠方的事物，後天形成的近視眼，多半是因為人在青少年時期不注意用眼情況，沒有很好的保護所形成。所以年齡越小，更需要及時保護眼睛，才不會使近視的程度越來越深。

有效反射區

按摩大腦（頭部），腦垂體、小腦及腦幹反射區可以促進腦神經恢復正常功能，提升神經反射作用。按摩腎臟、腎上腺、膀胱、輸尿管、脾臟、肝臟、生殖腺反射區能夠將毒素排出體內，而緩解近視症狀的反射區是眼睛。

足底

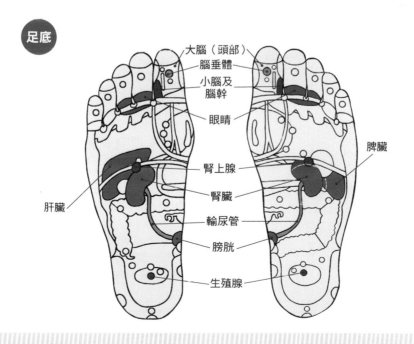

大腦（頭部）
腦垂體
小腦及腦幹
眼睛
脾臟
腎上腺
腎臟
肝臟
輸尿管
膀胱
生殖腺

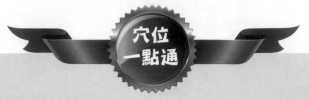

主要按摩的穴位為丘墟，可以達到減輕眼睛過度疲勞的效果，若眼睛有紅腫疼痛、看不清楚的情況，能夠再搭配位於經絡上的崑崙、足臨泣、俠谿、水泉、束骨，緩解眼睛不適的症狀。

經穴
丘墟、崑崙、足臨泣、俠谿、水泉、束骨

足內側

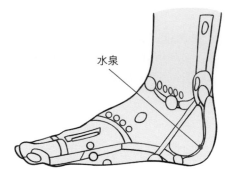

水泉

足外側

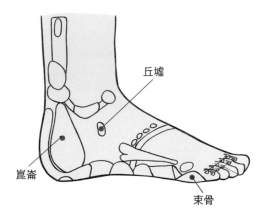

丘墟

崑崙

束骨

足背

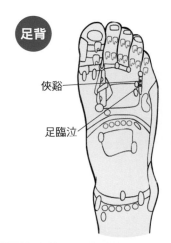

俠谿

足臨泣

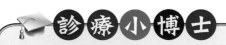

1. 定期去醫院檢查視力。如果突然出現視力缺損、暗點、視力下降的症狀，應立即檢查。
2. 由於高度近視患者，眼球壁比較薄、軟，要避免劇烈的活動、震動及外力刺激眼球，以免發生視網膜破碎。

操作手法

1. 指壓穴位

點揉丘墟、崑崙、足臨泣、俠谿、水泉、束骨，各2至3分鐘。

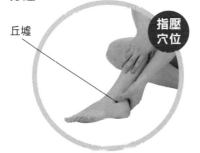

丘墟

指壓穴位

2. 按摩反射區

以拇指指端點法為主，按法、雙指關節刮法、拳刮法、擦法、拍法為輔作用於相應反射區，各操作3至5分鐘。

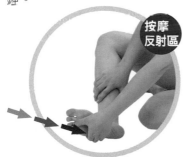

按摩反射區

3. 刺激反射區

利用手掌刺激足跟、足底，再用手指摩擦湧泉。

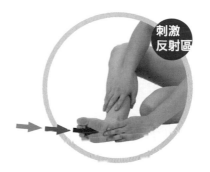

刺激反射區

4. 舒緩足部

操作手法適中，患者可以結合相應反射區持續按摩。

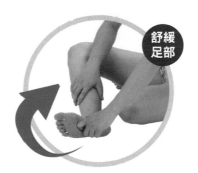

舒緩足部

⚠ 預防近視的注意事項

1. 應該早點灌輸兒童愛護眼睛的相關知識。當閱讀時，每讀完一頁，應抬頭觀望天花板或遠方，以舒緩眼壓。
2. 用電腦時，螢幕的距離放得愈遠愈好，應盡量把字體調整得較大，比較舒適，也不必坐得太近。
3. 閱讀時，背部伸直，保持正確姿勢和合適距離。光線要充足和穩定。

青光眼

眼 壓 增 高 為 青 光 眼 的 主 要 症 狀

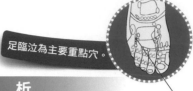

足臨泣為主要重點穴。

足臨泣

疾 病 解 析

青光眼以眼睛內壓增高為主要特徵。臨床上患者自覺頭痛、眼微脹、視力減退，頭痛逐漸加重，並且伴隨噁心嘔吐、結膜充血、角膜混濁的症狀。如不及時治療，視力可能完全喪失甚至失明。故青光眼是導致失明的主要病症之一。

有效反射區

按摩大腦（頭部）、腦垂體反射區可以促進腦神經恢復正常功能，提升神經反射作用，按摩腎上腺、腎臟、肝臟、輸尿管、膀胱、脾臟、胃、生殖腺反射區可以增進新陳代謝，而按摩眼睛反射區可以緩解青光眼不舒適的症狀。

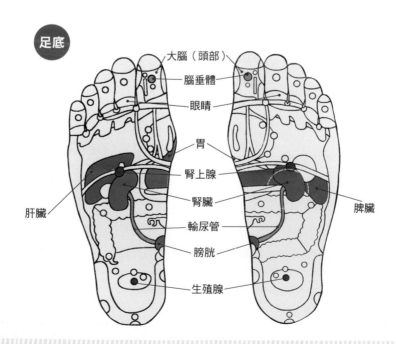

足底

大腦（頭部）
腦垂體
眼睛
胃
腎上腺
腎臟
肝臟
脾臟
輸尿管
膀胱
生殖腺

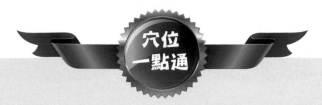

主要按摩的穴位為足臨泣，可以達到放鬆眼睛的效果，若出現眼壓過高、結膜充血、視力減退的情況，能夠再搭配位於經絡上的太衝、俠谿、束骨，緩解青光眼的症狀。

經穴

太衝、足臨泣、俠谿、束骨

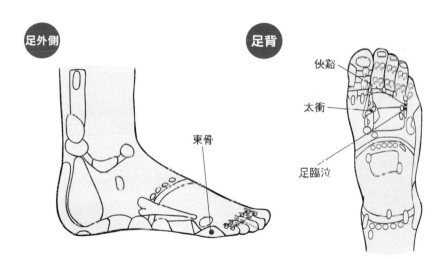

足外側

足背

俠谿

太衝

束骨

足臨泣

診療小博士

1. 急性青光眼，多半是急性發作，若不盡快下降眼壓，很容易在1~2天內失明。
2. 慢性青光眼，通常眼睛外部沒有其他問題，等到視力出現問題之後才被醫師診斷出來。
3. 先天性青光眼，與遺傳有關，男孩比女孩容易發生，主要是眼排流管的構造有先天性的異常所引起。
4. 續發性青光眼，因眼睛其它問題，有時也會阻塞眼排流管，而造成眼壓的增高，導致續發性青光眼。

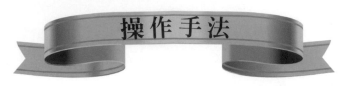

操作手法

1. 指壓穴位

點揉足臨泣、太衝、俠谿、束骨，各2至3分鐘。

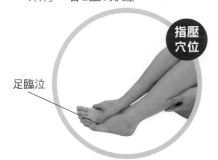

指壓穴位

足臨泣

2. 按摩反射區

持續用拇指關節刮法、按法、食指關節刮法、雙指關節刮法、擦法、拍法等作用於相應反射區，各操作3至5分鐘，以局部痠脹為佳。

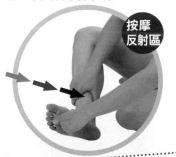

按摩反射區

3. 刺激反射區

用手掌刺激踩足跟、足底，以手指摩擦湧泉。

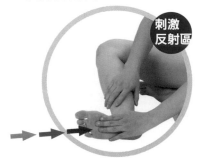

刺激反射區

4. 舒緩足部

按摩時，手法以中等力道為宜，按摩者在操作時可以讓患者閉目放鬆。

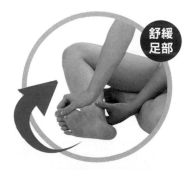

舒緩足部

⚠ 治療青光眼的注意事項

1.「三忌」，忌煙、忌酒、忌濃茶注意飲食衛生。多吃易消化的食物，如蔬菜、水果。

2. 盡可能不吃或少吃刺激性食物。如辣椒、生蔥、胡椒。

3. 注意飲水量，一般飲水每次不超過500毫克。

牙痛

是指牙齒周圍及神經發生疼痛

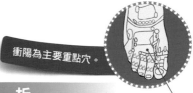

衝陽為主要重點穴。

衝陽

疾病解析

牙痛為口腔疾患中常有的症狀，指牙齒周圍及神經發生疼痛。牙髓炎、牙周炎、冠周炎、齲齒、齒槽膿腫、三叉神經痛均會引起。此外，某些神經系統疾病，如三叉神經痛、周圍性面神經炎等；身體的某些慢性疾病，如高血壓病患者牙髓充血都有可能引發牙痛。

有效反射區

按摩大腦（頭部）、腦垂體反射區可以促進腦神經恢復正常功能，提升神經反射作用，有些慢性疾病會造成牙痛，所以刺激胰臟、脾臟、肝臟、胃、小腸、腎臟、腎上腺反射區可以增進新陳代謝，而按摩上顎、下顎、三叉神經反射區可以緩解牙痛不舒適的症狀。

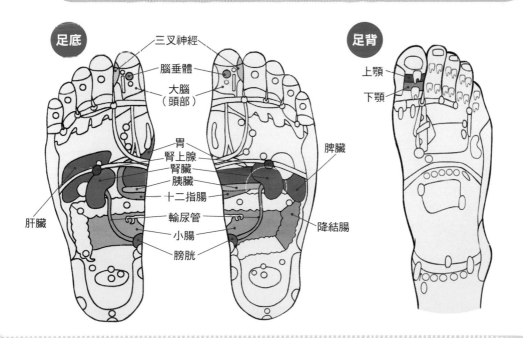

足底

三叉神經
腦垂體
大腦（頭部）
胃
腎上腺
腎臟
胰臟
十二指腸
輸尿管
小腸
膀胱
脾臟
降結腸
肝臟

足背

上顎
下顎

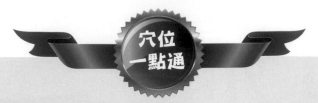

穴位一點通

主要按摩的穴位為衝陽，再搭配崑崙、內庭、僕參、太白、大都、隱白、金門，可以舒緩牙痛，若出現牙周炎、牙髓炎的情況，再加上12號穴、13號穴、小腸穴、腎穴能夠改善上述症狀。

經穴
崑崙、內庭、衝陽、僕參、太白、大都、隱白、金門

奇穴
12號穴、13號穴、小腸穴、腎穴

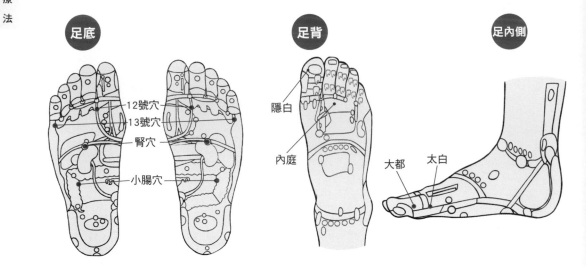

足底
12號穴
13號穴
腎穴
小腸穴

足背
隱白
內庭

足內側
大都　太白

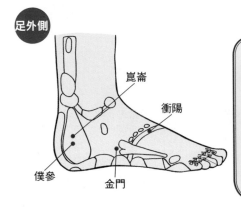

足外側
崑崙
衝陽
僕參
金門

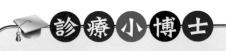

診療小博士

1.將丁香花一朵，用牙咬碎，填入齲齒空隙，幾小時後，牙疼即可消除。
2.用手摩擦相關穴位，或用手指按摩壓迫，均可減輕痛苦。
3.用鹽水或酒漱口幾次，也可減輕痛苦。
4.用冰袋冷敷臉部，能夠緩解疼痛。

操作手法

1. 指壓穴位

掐點衝陽、內庭、崑崙、僕參、太白、大都、隱白、金門、12號穴、13號穴、腎穴等，各1至3分鐘。

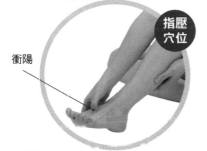

衝陽

指壓穴位

2. 按摩反射區

以拳刮法為主，拇指關節刮法、食指關節刮法、雙指關節刮法、拇指推法、擦法、拍法為輔，作用於反射區，各操作3至5分鐘。

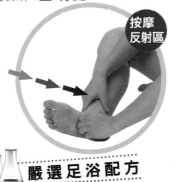

按摩反射區

3. 刺激反射區

以搖法、捻法按摩各趾，藉由手指不斷地刺激反射區，促進新陳代謝。

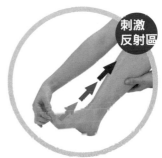

刺激反射區

4. 舒緩足部

疼痛時的按摩手法宜深透有力，平時可用適中力道刺激，同時舒緩足部。

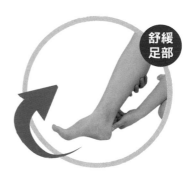

舒緩足部

嚴選足浴配方

藥材：鹽巴一平勺。

方法：加入溫水中浴足，適用於經常眼紅、牙痛、咽痛、急躁心煩、上火下寒、足腿腫脹的患者。

口瘡

經 常 伴 隨 口 臭 、 口 乾 、 大 便 乾 結

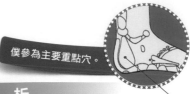

僕參為主要重點穴。

僕參

疾 病 解 析

口內生瘡，也叫口腔潰瘍，邊緣色紅，中心是黃綠色的潰爛點，流口水，常伴口臭、口乾、大便乾結……等症狀。輕微口瘡只潰爛一、二處，嚴重口瘡可擴展到整個口腔，引起發燒和全身不適。久而久之，相鄰處形成較大潰瘍面，疼痛難忍，影響飲食、說笑。

有效反射區

按摩額竇、大腦（頭部）、腦垂體反射區可以促進腦神經恢復正常功能，提升神經反射作用，按摩脾臟、胃、小腸、上半身淋巴腺反射區可以增進新陳代謝，而按摩上顎、下顎、三叉神經、心臟反射區可以緩解口瘡不舒適的症狀。

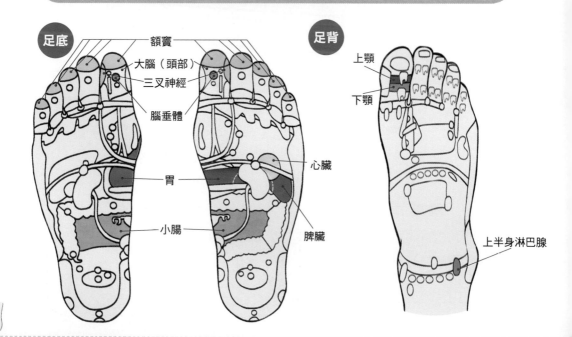

足底

額竇
大腦（頭部）
三叉神經
腦垂體
胃
小腸

足背

上顎
下顎

心臟
脾臟

上半身淋巴腺

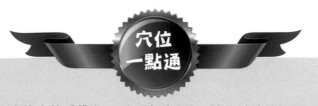

主要按摩的穴位為僕參，可以達到防止口腔繼續潰爛的效果，若出現嚴重口瘡、發燒、全身不適的情況，能夠再搭配位於經絡上的湧泉、衝陽、金門、足竅陰、內庭、厲兌，緩解口瘡症狀。

經穴

湧泉、衝陽、僕參、金門、足竅陰、內庭、厲兌

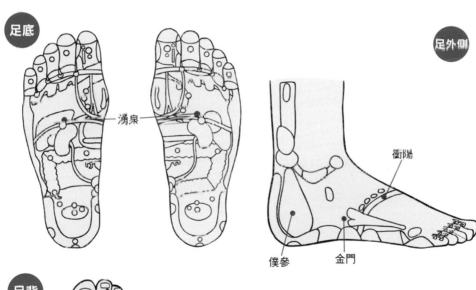

足底

湧泉

足外側

衝陽

僕參　金門

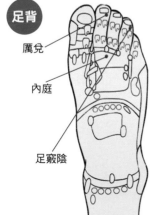

足背

厲兌

內庭

足竅陰

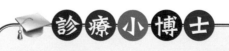

診療小博士

1. 口瘡經常反覆發作，所以一定要加強護理，不要吃過熱、過硬及刺激性的食物。
2. 注意口腔衛生，常用鹽水漱口。
3. 在按摩的同時也可搭配中藥，效果將會加倍好。

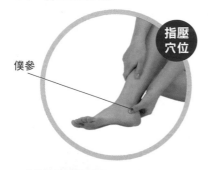

操作手法

1. 指壓穴位

點揉僕參、衝陽、湧泉、金門、足竅陰、內庭、厲兌穴，各2至3分鐘。

僕參

指壓穴位

2. 按摩反射區

以按法為主，拇指指端點法、食指關節刮法、雙指關節刮法、拇指推法、擦法、拍法為輔，作用於相應反射區，各操作3至5分鐘。

按摩反射區

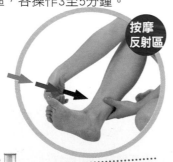

3. 刺激反射區

以手掌用力摩擦足底，搖擺足踝及各趾。

刺激反射區

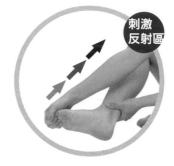

4. 舒緩足部

按摩時，手法以有力持續為宜，同時以指節壓刮足底，舒緩足部。

舒緩足部

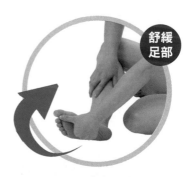

治療口瘡的配方

藥材：蜂蜜。

用法：1.用鹽水漱口，將口腔洗乾淨。

　　　2.在口瘡上塗蜂蜜，靜待一段時間後，再將蜂蜜吞下。

失眠

是 指 無 法 在 正 常 的 睡 眠 時 間 熟 睡

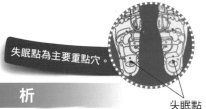

失眠點為主要重點穴。

頭眠點

疾 病 解 析

失眠是指常不能獲得正常睡眠的症狀。其臨床表現會有所不同，像是思慮紛雜，不易入睡；或睡眠程度不深，睡醒反覺疲乏；或時睡時醒，睡醒很難再入睡，甚至整夜不能成眠。造成失眠的原因很多種，如精神緊張、興奮、抑鬱、恐懼、壓力過重、環境改變、噪音。

有效反射區

按摩大腦（頭部）、小腦及腦幹、腦垂體反射區可以提升神經反射作用，按摩腎臟、腎上腺、膀胱、輸尿管、胃、小腸、副甲狀腺、甲狀腺、脾臟、腹腔神經叢、生殖腺反射區可以增進新陳代謝，而按摩心臟、肝臟反射區可以睡得更安穩。

足底

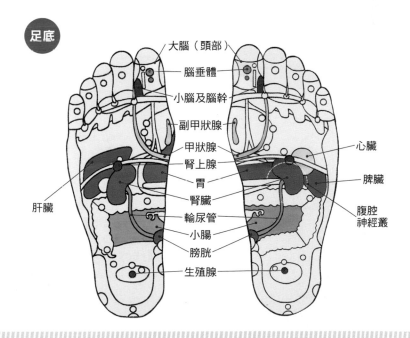

大腦（頭部）
腦垂體
小腦及腦幹
副甲狀腺
甲狀腺
腎上腺
胃
腎臟
輸尿管
小腸
膀胱
生殖腺
肝臟
心臟
脾臟
腹腔神經叢

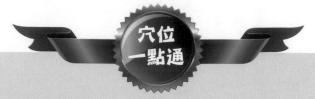

穴位一點通

主要按摩的穴位為失眠點，可以達到促進睡眠的效果，若出現睡睡醒醒、難以入眠、睡眠程度不深的情況，能夠再搭配湧泉、太谿、太衝、3號穴、心穴、心包穴，緩解無法成眠的症狀。

經穴
湧泉、太谿、太衝

奇穴
3號穴、失眠點、心穴、心包穴

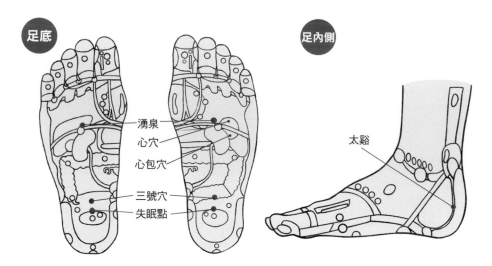

足底

湧泉
心穴
心包穴
三號穴
失眠點

足內側

太谿

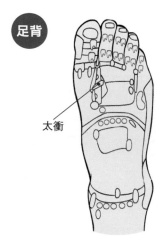

足背

太衝

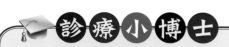

診療小博士

1. 放鬆心情，布置舒適的睡眠環境。別在床上浪費時間，待有睡意才上床睡覺。
2. 盡量在四點前食用咖啡、可樂、巧克力，並且避免喝酒。
3. 避免日夜顛倒或作息不定。

操作手法

1 .指壓穴位

重按失眠點，點揉太谿、太衝、3號穴、湧泉、心穴、心包穴，各1至3分鐘。

失眠點

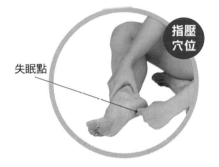

指壓穴位

2. 按摩反射區

以拳刮法為主，拇指指端點法、食指關節刮法、雙指關節刮法、拇指推法、擦法、拍法為輔按摩反射區，以局部脹痛為佳。

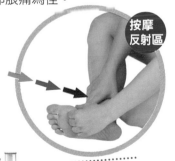

按摩反射區

3. 刺激反射區

以捻法、搖法按摩各趾，摩擦足正中線，刺激反射區，促進新陳代謝。

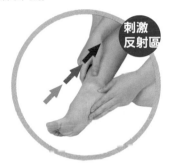

刺激反射區

4. 舒緩足部

可以安排在睡前按摩，按摩後馬上躺下休息。也可根據失眠情況增加相關穴區。

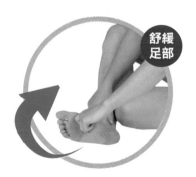

舒緩足部

嚴選足浴配方

藥材：吳茱萸40克、米醋（白醋）適量。
方法：用吳茱萸煎汁，加入溫水，再加入米醋，配合足浴盆浸泡雙足30分鐘，每日一次。

心悸

心中悸動不安、不能自主的症狀

失眠點為主要重點穴。

失眠點

疾病解析

心悸是指在無特殊情況下對自身脈搏跳動感到不舒服，或是自覺心中悸動不安，甚至不能自主的一種病症。臨床表現經常伴隨失眠、健忘、暈眩、多夢、耳鳴的症狀。如果心率經常超過140次/分鐘，而且心電圖顯示多為心跳太快的人要特別注意。

有效反射區

按摩大腦（頭部）、腦垂體、小腦及腦幹反射區可以促進腦神經恢復正常功能，按摩腎臟、腎上腺、膀胱、輸尿管、脾臟、胃、淋巴腺反射區可以增進新陳代謝，而按摩腹腔神經叢、心臟、內耳迷路反射區可以緩解心悸不舒適的症狀。

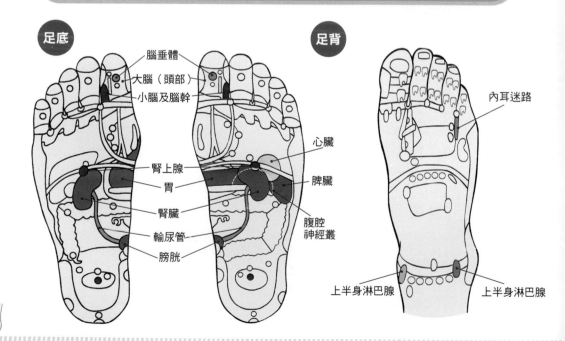

足底

腦垂體
大腦（頭部）
小腦及腦幹
腎上腺
胃
腎臟
輸尿管
膀胱

足背

內耳迷路
心臟
脾臟
腹腔神經叢
上半身淋巴腺
上半身淋巴腺

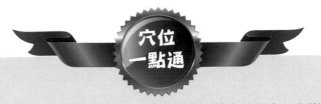

主要按摩的穴位為失眠點，再搭配位於經絡上的湧泉、太衝、然谷、太谿，可以讓脈搏減緩，若出現失眠、健忘、暈眩、多夢、耳鳴的情況，再加上3號穴能夠改善上述症狀。

經穴
湧泉、太衝、然谷、太谿

奇穴
失眠點、3號穴

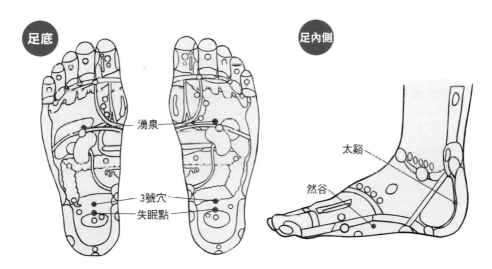

足底

湧泉

3號穴

失眠點

足內側

太谿

然谷

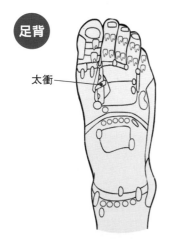

足背

太衝

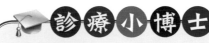

診療小博士

1. 平時注意營養，少吃動物脂肪或膽固醇含量較高的食物，少吃紅肉，多吃魚、豆類製品、蔬菜和水果。
2. 保持充足的睡眠，不能過度勞累，並且做適量運動，飯後慢慢散步，或者打太極拳。

操作手法

1. 指壓穴位

點揉失眠點、太衝、然谷、太谿、湧泉、3號穴各2分鐘。

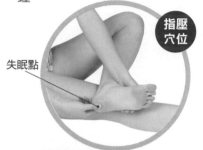

失眠點

指壓穴位

2. 按摩反射區

用按法、食指關節刮法、雙指關節刮法、拳刮法、拇指推法、擦法、拍法等手法作用於相應反射區,各操作3至5分鐘,以局部酸痛為佳。

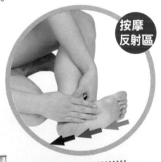

按摩反射區

3. 刺激反射區

重擦足底,點揉心穴、腎穴;利用拔法、搖法按摩各趾,掐蹠趾關節。

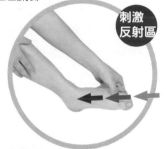

刺激反射區

4. 舒緩足部

根據情況可再多按摩相關症狀的反應穴區;操作宜和緩持續,按摩後可以達到心率平穩的效果。

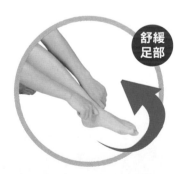

舒緩足部

嚴選足浴配方

藥材:芥末200～500克。

用法:以少量水調成糊狀,直至出現芥子油氣味,混入水中足浴,每天一次,可活血通絡,適用於冠心病、心悸、心絞痛。

中耳炎

俗稱「爛耳朵」，是鼓室黏膜的發炎症

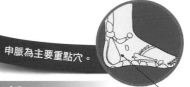

申脈為主要重點穴。

申脈

疾　病　解　析

中耳炎，俗稱「爛耳朵」，是鼓室黏膜的發炎症。病菌進入鼓室，當抵抗力減弱或細菌毒素增強時就會產生發炎，中耳炎多為急性發病，症狀為耳部閉塞、聽力減退、耳鳴、耳聾、頭沉重；耳中時有積液流出；伴隨煩熱、口乾渴、尿赤、便祕……等症狀。

有效反射區

按摩大腦（頭部）、腦垂體、小腦及腦幹反射區可以促進腦神經恢復正常功能，按摩腎上腺、腎臟、副甲狀腺、甲狀腺、淋巴腺反射區能夠幫助毒素排出體內，而鼻腔和耳朵是相通的，所以刺激鼻腔和內耳迷路反射區可以緩解中耳炎的症狀。

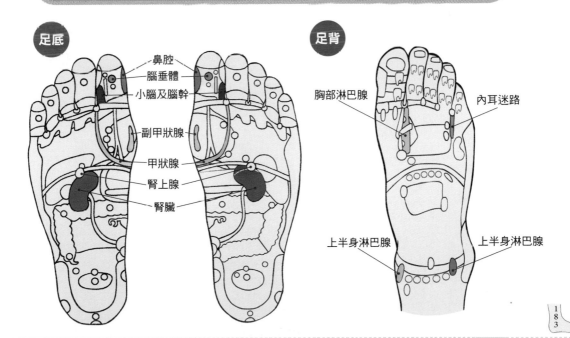

足底

鼻腔
腦垂體
小腦及腦幹
副甲狀腺
甲狀腺
腎上腺
腎臟

足背

胸部淋巴腺
內耳迷路
上半身淋巴腺
上半身淋巴腺

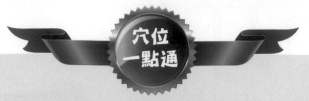

穴位一點通

主要按摩的穴位為申脈，再搭配位於經絡上的太谿、足竅陰、金門、公孫，可以讓脈搏減緩，若出現失眠、健忘、暈眩、多夢、耳鳴的情況，再加上19號穴、24號穴能夠改善上述症狀。

經穴
太谿、足竅陰、金門、申脈、公孫

奇穴
19號穴、24號穴

足內側

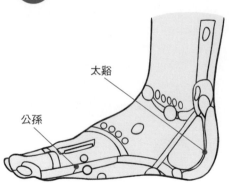

太谿

公孫

足外側

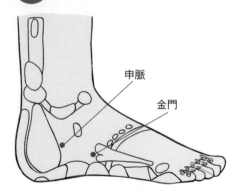

申脈

金門

足背

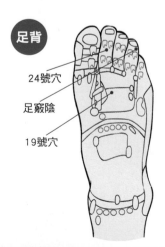

24號穴

足竅陰

19號穴

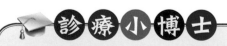

診療小博士

1. 要有充足睡眠時間，注意室內空氣流通，保持鼻腔通暢，積極防治感冒。
2. 因為鼻腔和耳朵相通，所以積極治療鼻腔疾病可以緩解中耳炎，擤鼻涕不能同時壓兩個鼻孔，應交叉單側擤鼻涕。
3. 游泳後，要讓耳朵內的水流出，患慢性中耳炎者不宜游泳。

操作手法

1. 指壓穴位

點揉申脈、足竅陰、金門、太谿、公孫、19號穴、24號穴，各1至2分鐘。

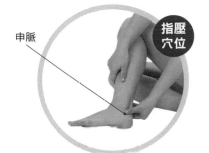

申脈

指壓穴位

3. 刺激反射區

以掐法、揉法按摩第三、四趾及其蹠趾關節部位。

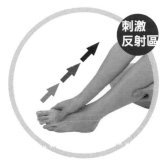

刺激反射區

2. 按摩反射區

以雙指關節刮法為主，拇指指端點法、食指指間關節點法、拇指關節刮法、拳刮法、拇指推法為輔，作用於反射區，各操作3至5分鐘。

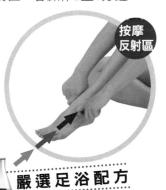

按摩反射區

4. 舒緩足部

操作手法均勻有力，敏感點可加重力道，但是別過度用力，適時輕柔按壓，藉以舒緩足部。

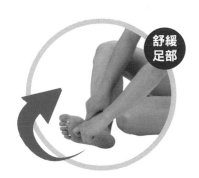

舒緩足部

嚴選足浴配方

藥材：艾葉一小把或用純艾葉做成的1/4清艾條。

用法：撕碎後放入足製桶裡，用滾開的水沖泡一會兒，等艾葉泡開後再加一些溫水浴足，泡到全身微微出汗，再多喝溫水，一般連泡2～3天，不吃寒涼的食物，注意休息。

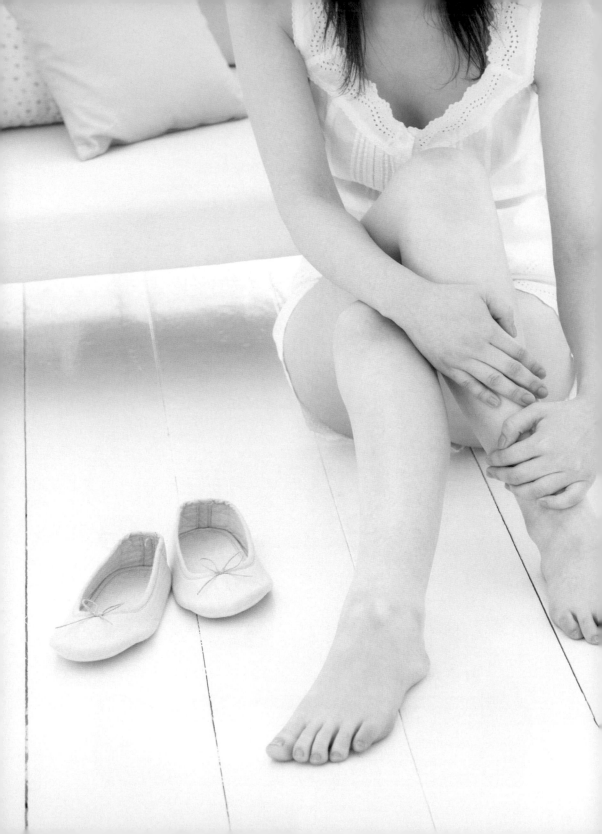

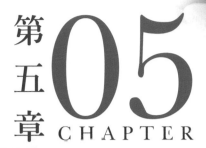

足部按摩是什麼

慢性疾病，不再是中老年人的專利，許多年輕人不到**30**歲就因為飲食不良習慣導致高血壓、中風、慢性胃炎、慢性腸炎、胃下垂的疾病，筆者常常接觸到遭受這些慢性疾病侵襲的患者，並且鼓勵他們運用方便又能達到自癒效果的足部自然療法。

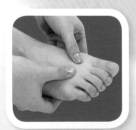
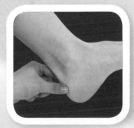
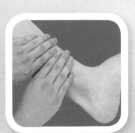
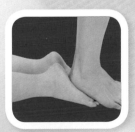

肺炎

是由肺炎球菌引起的肺泡發炎症狀

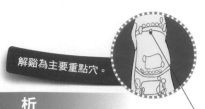

解谿為主要重點穴。

解谿

疾 病 解 析

肺炎是由肺炎球菌引起的肺泡發炎症狀。臨床上以突發寒顫、高燒、胸痛、咳嗽、咳黃綠色痰為主要症狀。肺炎可以發生在任何年齡層，尤其以年幼者、年長者居多，或是免疫系統較弱者，冬、春季發病率較高；選用有效抗生素抗菌治療，配合相應的足部保健按摩，可減輕患者症狀，加快疾病治癒。

有效反射區

按摩大腦（頭部）、腦垂體反射區可以提升神經反射作用。按摩胃、副甲狀腺、甲狀腺、腎臟、腎上腺、淋巴腺反射區可以增強體內抵抗力，而有助於改善肺炎症狀的反射區是肺及支氣管、膈（橫膈膜）、扁桃腺，而按摩喉、氣管反射區，能夠讓呼吸順暢。

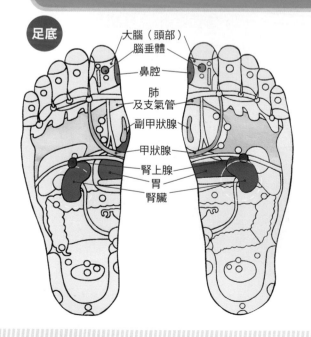

足底

大腦（頭部）
腦垂體
鼻腔
肺
及支氣管
副甲狀腺
甲狀腺
腎上腺
胃
腎臟

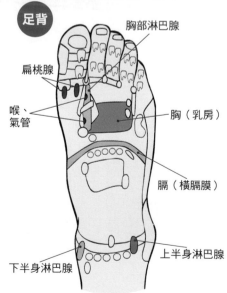

足背

胸部淋巴腺
扁桃腺
喉、
氣管
胸（乳房）
膈（橫膈膜）
上半身淋巴腺
下半身淋巴腺

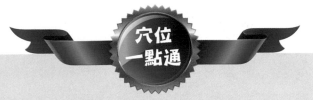

主要按摩的穴位爲解谿，再搭配太衝、湧泉、然谷、金門、崑崙，可以舒緩咳嗽、胸痛，若出現突發寒顫、高燒、咳痰的情況，再加上4號穴、5號穴、18號穴能夠改善上述症狀。

經穴
太衝、湧泉、然谷、金門、申脈、解谿、崑崙

奇穴
4號穴、5號穴、18號穴

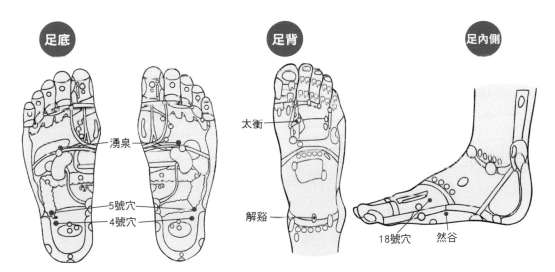

足底

湧泉
5號穴
4號穴

足背

太衝
解谿

足內側

18號穴 　然谷

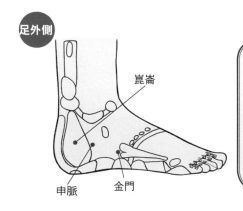

足外側

崑崙

申脈　金門

診療小博士

1. 按摩治療小兒支氣管肺炎主要是輔助治療作用，對輕症病童有一定療效。
2. 重症病童一定要到醫院就診，以免延誤病情，發生危險。
3. 病童所住房間要保持空氣新鮮，而且溫度適宜。

操作手法

1. 指壓穴位

中等力度點揉解谿、太衝、湧泉、然谷、金門、申脈、崑崙、4號穴、5號穴、18號穴，各1至2分鐘。

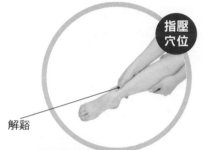

指壓穴位

解谿

2. 按摩反射區

以食指關節刮法為主，食指指間關節點法、拇指關節刮法、拳刮法、拇指推法、擦法、拍法為輔，作用於反射區，以局部酸痛為佳。

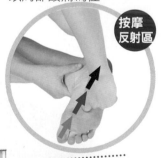

按摩反射區

3. 刺激反射區

可以在按摩前先用混有中藥的熱水浴足，然後再進行按摩操作，並且刺激反射區。

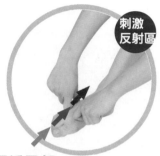

刺激反射區

4. 舒緩足部

敏感點加重力道刺激，或借助於按摩工具；以舒緩手法進行局部舒壓，摩擦足跟部。

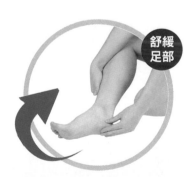

舒緩足部

嚴選足浴配方

藥材：薄荷6克，金銀花、黃芩、桑白皮各15克，葶藶子30克，魚腥草、桔梗各6克。

用法：上藥加清水500~1000毫升，煎沸後，取藥液倒入水盆內，待水溫稍微變涼後，浸泡雙足30分鐘。每日1～2次。

肺心病

肺原性心臟病，也是常見的慢性心臟病

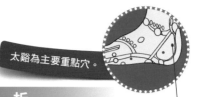

太谿為主要重點穴。

太谿

疾 病 解 析

肺原性心臟病的簡稱是肺心病，也是常見的慢性心臟病。多在寒冷季節發病，臨床表現為長期慢性咳嗽、咳痰或哮喘史，並逐漸出現乏力、呼吸困難、心悸、頭痛、嗜睡、少尿的症狀。原因在於慢性肺病導致心室擴大，心臟無法負荷重壓，而表現出多種心臟功能障礙。

有效反射區

按摩大腦（頭部）、腦垂體反射區可以促進腦神經恢復正常功能。按摩副甲狀腺、甲狀腺、腎上腺、腎臟、輸尿管、膀胱、淋巴腺反射區可幫助毒素排出體內，按摩胰臟、肝臟、脾臟反射區能夠提升身體復原力，而有助於改善咳嗽症狀的反射區是膈（橫膈膜）、胸、扁桃腺，最後按摩鼻腔反射區可以讓呼吸道比較暢通。

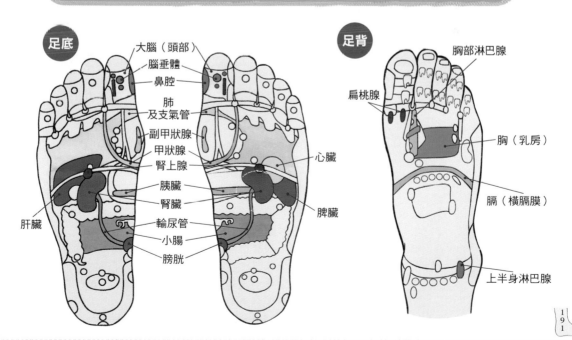

足底

大腦（頭部）
腦垂體
鼻腔
肺
及支氣管
副甲狀腺
甲狀腺
腎上腺
胰臟
腎臟
輸尿管
小腸
膀胱
心臟
脾臟
肝臟

足背

胸部淋巴腺
扁桃腺
胸（乳房）
膈（橫膈膜）
上半身淋巴腺

穴位一點通

主要按摩的穴位為太谿，再搭配位於經絡上的湧泉、然谷、太衝，可以舒緩咳嗽、哮喘，若出現呼吸困難、心悸、頭痛、嗜睡的情況，再加上7號穴、17號穴、29號穴能夠改善上述症狀。

經穴
湧泉、太谿、然谷、太衝

奇穴
7號穴、17號穴、29號穴

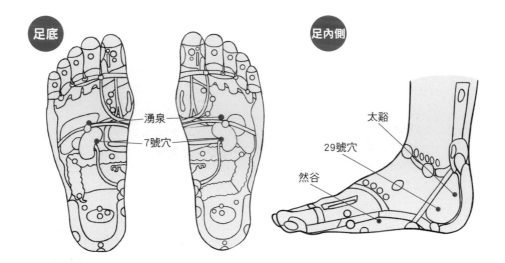

足底

湧泉
7號穴

足內側

太谿
29號穴
然谷

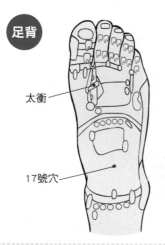

足背

太衝

17號穴

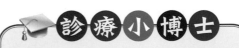

診療小博士

1.平時宜多吃新鮮蔬菜水果，忌食辛辣、肥肉、酒類的刺激性和不易消化的食物，必須戒煙。
2.改善環境，消除有害煙霧、粉塵和有害氣體對呼吸道的刺激，保持室內清潔溫暖、空氣流通，注意季節變化，及時添加衣被。

操作手法

1. 指壓穴位

按揉太谿、湧泉、然谷、太衝、7號穴、17號穴、29號穴，各1至2分鐘。

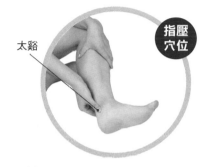

太谿

指壓穴位

2. 按摩反射區

用拇指指端點法為主、拇指關節刮法、食指關節刮法、雙指關節刮法、拳刮法、拇指推法、擦法、拍法為輔，按摩反射區，各操作2分鐘。

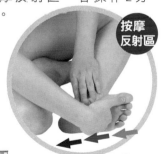

按摩反射區

3. 刺激反射區

擦足心足跟，拔搖各趾；推足底足大趾腹，及第一蹠趾關節。

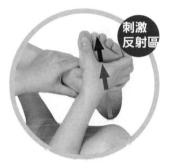

刺激反射區

4. 舒緩足部

按摩前可先用混有中藥的熱水浴足，也可以視情況加用壯腎健脾或急救的穴區。力道多以中等為佳。

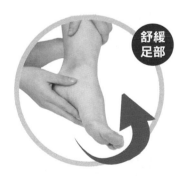

舒緩足部

嚴選足浴配方

藥材：艾葉15克。

用法：1.將艾葉丟入水中，大約煮5分鐘。

2.待水溫降至身體可以負荷的溫度時，把足部放入，搭配按摩，但是切記不可以天天泡艾葉。

高血壓

時 常 伴 隨 暈 眩 、 頭 痛 、 頭 脹 症 狀

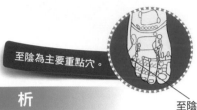

至陰為主要重點穴。

至陰

疾 病 解 析

高血壓是一種常見的慢性心血管疾病。一般臨床表現為動脈血壓升高，收縮壓高於140mmHg，舒張壓高於90mmHg，常伴隨暈眩、頭痛、頭漲、耳鳴、心慌、手指發麻、面紅、煩躁、失眠症狀，重症者可能影響到心臟、大腦、腎臟功能。臨床治療為服用各種降壓藥物，但多有不同程度的副作用影響治療效果。

有效反射區

按摩大腦（頭部）、小腦及腦幹反射區可以促進腦神經恢復正常功能，按摩腎上腺、肝臟、脾臟、腎臟、膀胱、輸尿管、小腸、胃、淋巴腺反射區能夠使體內毒素較快排出體內。而有助於改善高血壓症狀的反射區是心臟、腹腔神經叢、內耳迷路，讓高血壓患者的症狀舒緩。

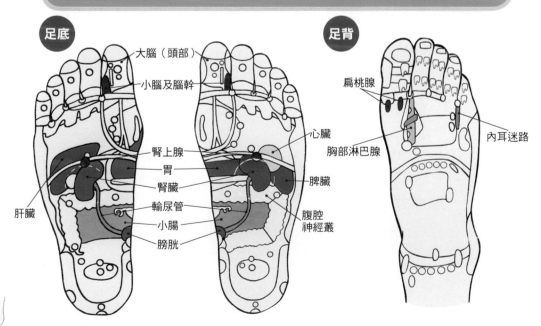

足底

大腦（頭部）
小腦及腦幹
腎上腺
胃
腎臟
輸尿管
小腸
膀胱
肝臟
心臟
脾臟
腹腔神經叢

足背

扁桃腺
胸部淋巴腺
內耳迷路

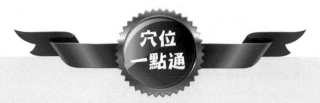

穴位一點通

主要按摩的穴位為至陰，再搭配位於經絡上的湧泉、俠谿、太衝，可以舒緩暈眩、頭脹、煩躁症狀，若出現手指發麻、面紅、失眠的情況，再加上16號穴、22號穴、23號穴能夠改善症狀。

經穴
湧泉、俠谿、至陰、太衝

奇穴
16號穴、22號穴、23號穴

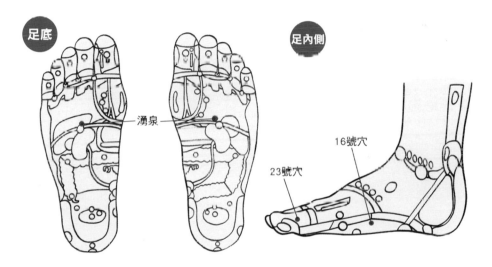

足底

湧泉

足內側

16號穴

23號穴

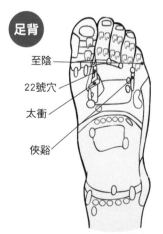

足背

至陰
22號穴
太衝
俠谿

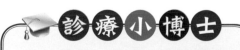

診療小博士

運用鵝卵石磨腳，來刺激其皮膚神經末梢感受器，透過中間神經來調節器官的作用。促進血液循環，加強新陳代謝。鵝卵石療法對高血壓患者有益。患者可赤腳在凹凸不平的鵝卵石小徑上踩踏或行走。踏鵝卵石的時間可安排在早上進行，每次15分鐘以上。

操作手法

1. 指壓穴位

用力點揉至陰、湧泉、俠
谿、太衝、16號穴、22號
穴、23號穴,各2至3分鐘。

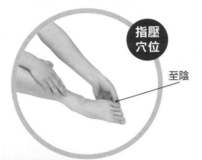

指壓
穴位

至陰

2. 按摩反射區

以食指指間關節點法為主,
拇指關節刮法、按法、拳刮
法、拇指推法、擦法、拍法
為輔,作用於相應反射區,
各操作3至5分鐘。

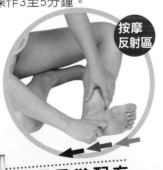

按摩
反射區

3. 刺激反射區

使用搖法、拔法按摩各趾,擦
足心摩足跟;推一、二趾延續
至背側間隙。

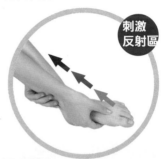

刺激
反射區

4. 舒緩足部

按摩前可先用混有中藥的熱水
浴足,接著也可根據病症的輕
重程度加強腎臟、腹部等穴
區。

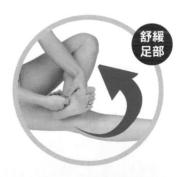

舒緩
足部

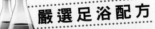

嚴選足浴配方

藥材:桑葉、桑枝各50克,芹菜100克。
用法:水煎取汁約半臉盆,每日浸用1次,適用於各型高血壓。
藥材:吳茱萸15克、黃柏15克、知母15克、生地黃15克、牛藤15克、
生牡蠣50克。
用法:加水煎煮,去渣取液,待溫後浸洗雙足10分鐘,每日1次。

低血壓

經常出現頭暈目眩、乏力、盜汗症狀

至陰為主要重點穴。

至陰

疾 病 解 析

如果收縮壓持續低於90mmHg，舒張壓高於60mmHg，即稱為低血壓。患有低血壓的人經常會有頭暈耳鳴、目眩、乏力氣短、腳底發冷、自汗、盜汗、心臟一帶的胸痛症狀，嚴重者會出現噁心、嘔吐、暈厥等症狀。

有效反射區

按摩大腦（頭部）、小腦及腦幹反射區可以促進腦神經恢復正常功能，按摩腎上腺、腎臟、膀胱、生殖腺、淋巴腺反射區能夠使體內毒素較快排出體內。而有助於改善低血壓症狀的反射區是心臟、腹腔神經叢、內耳迷路反射區，讓低血壓患者的症狀舒緩。

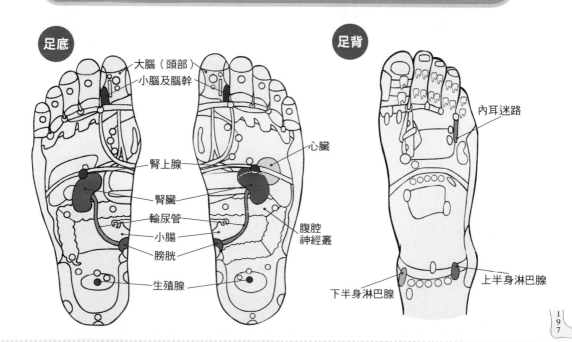

足底

大腦（頭部）
小腦及腦幹
腎上腺
心臟
腎臟
輸尿管
小腸
膀胱
腹腔神經叢
生殖腺

足背

內耳迷路
下半身淋巴腺
上半身淋巴腺

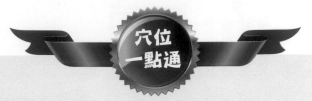

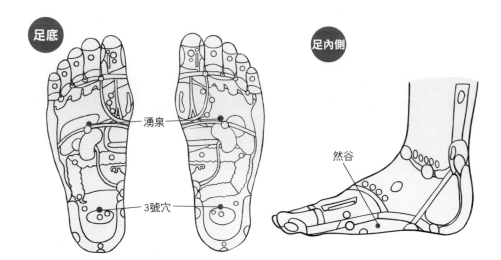

穴位一點通

主要按摩的穴位為至陰，再搭配位於經絡上的湧泉、然谷，可以舒緩暈眩、足底發冷、自汗症狀，若出現胸痛、噁心、嘔吐的情況，再加上3號穴、26號穴能夠改善上述症狀。

經穴
至陰、湧泉、然谷

奇穴
3號穴、26號穴

足底

湧泉

3號穴

足內側

然谷

足背

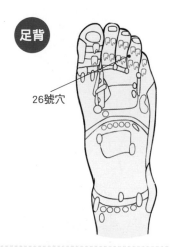

26號穴

診療小博士

1. 及時看醫生，確定造成低血壓的原因，增加飲食營養、多食溫補脾腎的食物。少吃冬瓜、西瓜、芹菜、山楂、綠豆、大蒜……等具降壓效果的食品。

2. 適當補充鹽分，可提升血壓，改善頭暈、困倦無力症狀，攝取量不可太高。常吃生薑，能促進消化、升高血壓。

操作手法

1. 指壓穴位

點按至陰、湧泉、然谷、3號穴、26號穴等穴，各2至3分鐘。

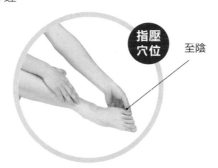

指壓穴位　至陰

2. 按摩反射區

以按法為主、食指關節刮法、雙指關節刮法、拳刮法、拇指推法、擦法、拍法為輔作用於相應反射區，各操作3至5分鐘，以局部痠痛為佳。

按摩反射區

3. 刺激反射區

揉足跟、擦足心、足跟及內外踝部至熱，可用足部踩法施於足跟部位。

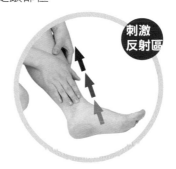

刺激反射區

4. 舒緩足部

按摩前可先用混有中藥的熱水浴足。如感到乏力氣短、足底涼者可加用腎、脾臟……等穴區操作。

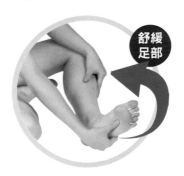

舒緩足部

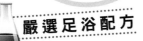

嚴選足浴配方

藥材：桂枝、肉桂各30克，炙甘草15克。

用法：1.將桂枝、肉桂、炙甘草丟入水中，水煎煮汁。

　　　2.待水溫降至身體可以負荷的溫度時，把足部放入，每天1次，每次浸泡30分鐘。

中風後遺症

主要病徵為半身不遂、口眼歪斜

崑崙為主要重點穴。

崑崙

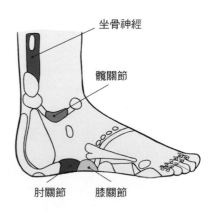

疾病解析

中風是由於腦中血液或是血塊阻塞流通管道，造成腦部缺乏賴以維生養分，導致腦功能損失，中風後遺症是急性腦血管病症所遺留的一種症狀。在臨床上主要病徵為半身不遂、口眼歪斜、言語塞澀、口角流涎、吞嚥困難、足底麻木……等症狀。

有效反射區

按摩大腦（頭部）、小腦及腦幹、腦垂體反射區可以提升神經反射作用。按摩副甲狀腺、腎上腺、腎臟、肝臟反射區能夠促進新陳代謝，為了使體內臟腑器官活絡起來，按摩胃、小腸、肺及支氣管反射區，而讓中風端的肢體活動，按摩肘、髖、膝關節，以及坐骨神經反射區。

足底

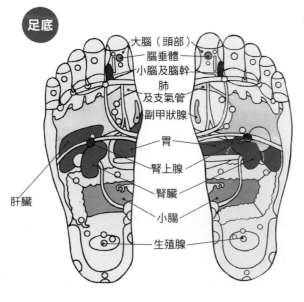

大腦（頭部）
腦垂體
小腦及腦幹
肺
及支氣管
副甲狀腺
胃
腎上腺
腎臟
小腸
生殖腺
肝臟

足外側

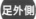

坐骨神經
髖關節
肘關節　膝關節

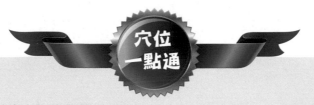

主要按摩穴位為崑崙，再搭配位於經絡上的申脈、太衝、解谿，可以促進血液循環、新陳代謝，若出現口眼歪斜、言語塞澀情況，再加上心穴、肝穴、腎穴、足後四白能夠改善上述症狀。

經穴
申脈、太衝、崑崙、解谿

奇穴
心穴、肝穴、腎穴、足後四白

足底

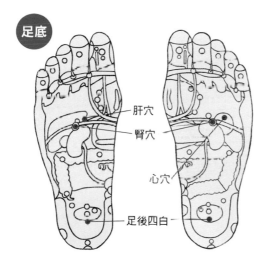

肝穴
腎穴
心穴
足後四白

足外側

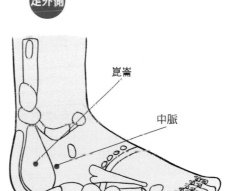

崑崙
中脈

足背

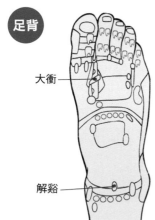

大衝
解谿

診療小博士

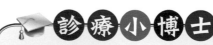

點按肝臟、肺臟反射區可以調氣理經，配合局部穴位可達到治療本病的功效。如果患者陰火旺，則需加按湧泉加強療效。對於中風後遺症患者必須爭取時間復健。尤其是在發病後的前3個月裡，積極治療是康復的最佳時機。

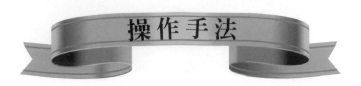

操作手法

1. 指壓穴位

重手法點按崑崙、申脈、太衝、解谿、心穴、肝穴、腎穴、足後四白穴，各2至3分鐘。

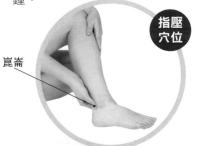

崑崙

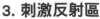
指壓穴位

2. 按摩反射區

以拍法為主、食指指間關節點法、拇指關節刮法、按法、雙指關節刮法、拳刮法為輔，作用於相應反射區，操作3至5分鐘，力道可逐漸加重。

按摩反射區

3. 刺激反射區

以捻法、拔法來活動足趾各關節。中風一側需加強按摩，才能刺激反射區，增進血液循環。

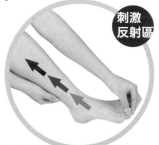
刺激反射區

4. 舒緩足部

按摩前可先用混有中藥的熱水浴足。另外，足底各趾甲根緣亦可招點，也可根據情況配合其他相應穴區。

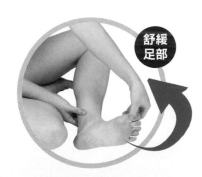
舒緩足部

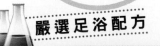
嚴選足浴配方

藥材：伸筋草、透骨草、紅花各6克。

用法：清水加上藥，煎煮10分鐘後加入溫水，用足浴盆浸泡雙足，每日3次，1個月為1療程。

慢性胃炎

胃 黏 膜 受 到 刺 激 所 引 起 的 發 炎

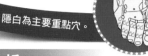

隱白為主要重點穴。

隱白

疾 病 解 析

慢性胃炎是胃黏膜長期受到各種因子的傷害性刺激、反覆摩擦損傷、飲食無規律、情緒不佳所引起的一種胃黏膜炎性病變。此病病程較長，症狀持續或反覆發作，通常病徵為食慾減退，上腹部不適或隱隱作痛，噯氣、吞酸、口苦、便祕、噁心、嘔吐等。

有效反射區

按摩大腦（頭部）、小腦及腦幹反射區可以促進腦神經恢復正常功能，提升神經反射作用。按摩腎上腺、腎臟、輸尿管、膀胱、副甲狀腺、胰腺、淋巴腺、脾臟反射區能夠幫助新陳代謝，而有效改善胃炎症狀的反射區是胃、十二指腸、腹腔神經叢、直腸、肛門、肝臟、膽囊、小腸。

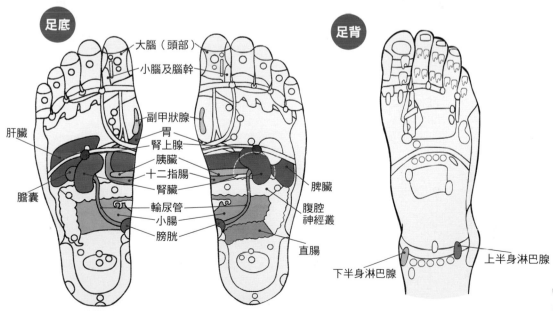

足底

大腦（頭部）
小腦及腦幹
副甲狀腺
胃
腎上腺
胰臟
十二指腸
腎臟
輸尿管
小腸
膀胱

肝臟
膽囊

足背

脾臟
腹腔神經叢
直腸

下半身淋巴腺
上半身淋巴腺

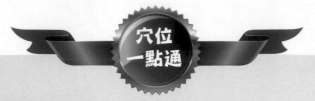

主要按摩的穴位為隱白，再搭配內庭、大都、太白、公孫、解谿，可以促進腸胃蠕動，若出現口眼歪斜、便祕、噁心、嘔吐的情況，再加上平痛、6號穴、10號穴、19號穴能夠改善上述症狀。

經穴
內庭、大都、太白、公孫、
解谿、隱白

奇穴
平痛、6號穴、10號穴、
19號穴

足底

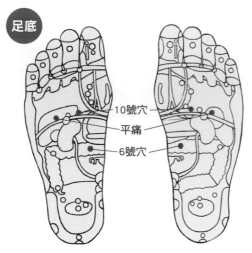

- 10號穴
- 平痛
- 6號穴

足內側

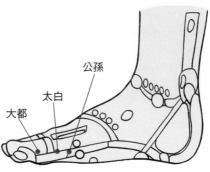

公孫
太白
大都

足背

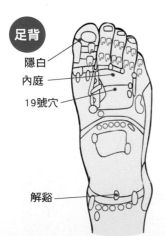

隱白
內庭
19號穴

解谿

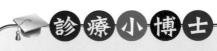

診療小博士

1. 注意要吃有營養的食物，多吃高蛋白及高維生素的食物，保證各種營養充足，千萬不要暴飲暴食。
2. 當口服抗菌素治療某種炎症疾病時，應同時飲用酸性物質。

操作手法

1. 指壓穴位

點按隱白、內庭、大都、太白、公孫、解谿、平痛、6號穴、10號穴、19號穴，各2分鐘。

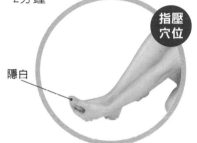

隱白

指壓穴位

2. 按摩反射區

以拳刮法為主，食指指間關節點法、拇指關節刮法、按法、拇指推法、擦法、拍法為輔，作用於相應反射區，各操作3至5分鐘。

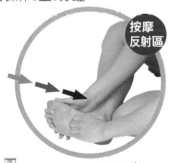

按摩反射區

3. 刺激反射區

用手掌重擦足心、足踝部，並刺激相應反射區，促進腸胃蠕動。

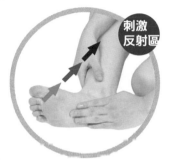

刺激反射區

4. 舒緩足部

足部按摩時，力道以中等為佳，可以食指關節刮法舒緩疲勞的足部。

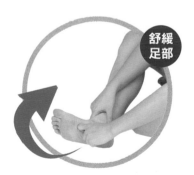

舒緩足部

嚴選足浴配方

藥材：生薑30克，木瓜500克，芍藥50克，米醋500毫升。
用法：加水少許，煎煮至沸騰，待溫熱後，泡洗雙腳30分鐘，每日1次。
藥材：乾薑30克，番茄葉20克。
用法：將上述藥物加清水適量，水煎取汁，倒入水盆中，待溫時足浴，每次30分鐘，每日2次，連續5天為一療程。

慢性腸炎

通常糞便稀薄，甚至水樣或軟便

大都為主要重點穴。

大都

疾 病 解 析

該病患者大便次數增多，糞便稀薄，甚至為水樣或軟便，臨床症狀為面色不華，精神不振，少氣懶言，四肢乏力，喜溫怕冷。如在急性炎症期，除發熱外，可見失水、休克出血的症狀。常見黎明前腹痛、腹鳴即瀉，瀉後則安。並有長期反覆發作的趨勢。

有效反射區

按摩大腦（頭部）、腦垂體反射區可以促進腦神經恢復正常功能，按摩淋巴腺反射區可以提升身體自癒力。而有助於促進消化的反射區是胃、直腸、腹腔神經叢、胰臟、降結腸、橫結腸、升結腸、十二指腸、小腸、膽囊。

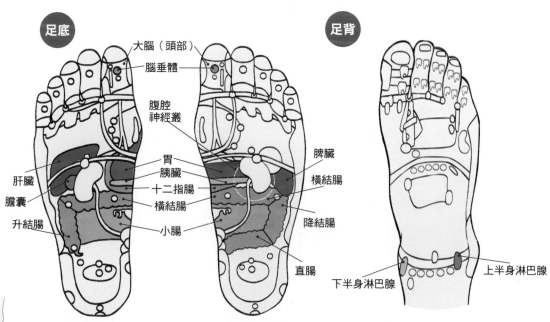

足底

大腦（頭部）
腦垂體
腹腔神經叢
胃
胰臟
十二指腸
橫結腸
小腸
肝臟
膽囊
升結腸
直腸

足背

脾臟
橫結腸
降結腸
上半身淋巴腺
下半身淋巴腺

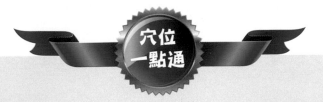

主要按摩的穴位為大都，再搭配內庭、公孫、至陰、太衝、隱白，可以促進腸胃蠕動，若出現失水、休克、少氣懶言的情況，再加上10號穴、19號穴、平痛、爐底三針能夠改善上述症狀。

經穴
內庭、大都、公孫、至陰、太衝、隱白

奇穴
10號穴、19號穴、平痛、爐底三針

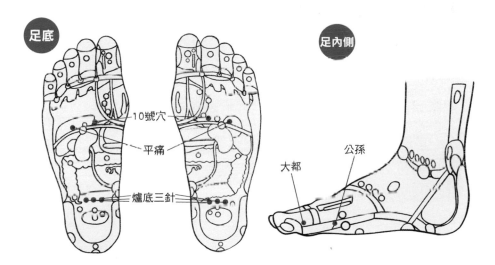

足底

10號穴
平痛
爐底三針

足內側

大都　公孫

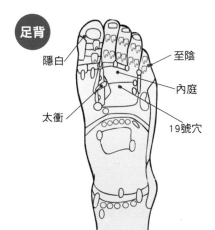

足背

隱白
太衝
至陰
內庭
19號穴

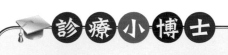

診療小博士

1.注意休息和營養，多吃易消化的食物，如米湯蔬菜，如果腹寒、腹痛、腹瀉，也可以喝薑湯，調和胃氣。忌食辛辣和油膩的食物。
2.在條件允許的情況下，可配合紅外線、拔罐、針灸、氣功……等療法，以提高療效。

操作手法

1. 指壓穴位

按揉大都、內庭、公孫、至陰、太衝、隱白、10號穴、19號穴、平痛、爐底三針，各1至2分鐘。

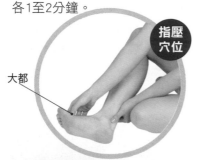

指壓穴位

大都

2. 按摩反射區

以拳刮法為主，拇指指端點法、拇指關節刮法、按法、食指關節刮法、拇指推法、擦法為輔，作用於反射區，以局部痠痛為佳。

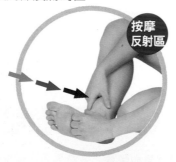

按摩反射區

3. 刺激反射區

用力摩擦足心正中線，刺激相應反射區，促進新陳代謝。

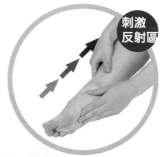

刺激反射區

4. 舒緩足部

手法宜柔和，不能太過用力，才能達到舒緩足部，同時放鬆身體的效果。

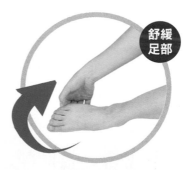

舒緩足部

⚠ 預防慢性腸炎

1. 避免吃未經烹調的蔬菜和醃漬物，一定要吃煮熟的食材，少吃甜膩的食品，飲食保持清淡。
2. 盡量喝溫熱的飲品，少喝冰涼飲料。

胃下垂

是指胃體下移，低於正常腹腔位置

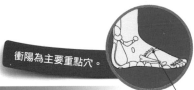

衝陽為主要重點穴。

衝陽

疾病解析

胃下垂是站立的時候胃體下移，低於正常腹腔的體位。因為長期飲食失節，或勞累過度，致使中氣下降，升降失常所致。中醫認為胃下垂是由脾胃虛弱，中氣下陷所致。臨床主要表現為消瘦、乏力、容易疲倦、便祕、腹脹不適，食後脹痛更甚……等消化不良症狀。

有效反射區

按摩大腦（頭部）反射區，能夠促進腦神經恢復正常功能，按摩甲狀腺、腎上腺、腎臟、輸尿管、膀胱、淋巴腺反射區可以提升身體自癒力，而按摩胃、十二指腸、肺、腹腔神經叢、小腸、橫結腸、降結腸、升結腸、直腸、肛門反射區，可以增進消化器官的蠕動。

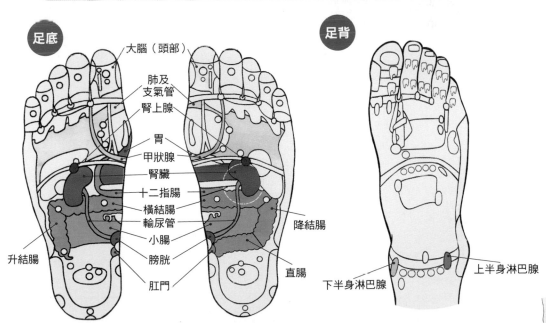

足底

大腦（頭部）
肺及支氣管
腎上腺
胃
甲狀腺
腎臟
十二指腸
橫結腸
輸尿管
小腸
膀胱
肛門
升結腸
降結腸
直腸

足背

上半身淋巴腺
下半身淋巴腺

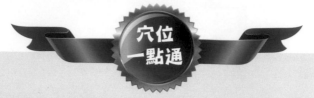

穴位一點通

主要按摩的穴位為衝陽，再搭配位於經絡上的商丘、內庭、隱白、太衝，可以促進胃部蠕動，若出現消瘦、乏力、便祕的情況，再加上8號穴、10號穴、19號穴能夠改善上述症狀。

經穴
衝陽、商丘、內庭、隱白、太衝

奇穴
8號穴、10號穴、19號穴

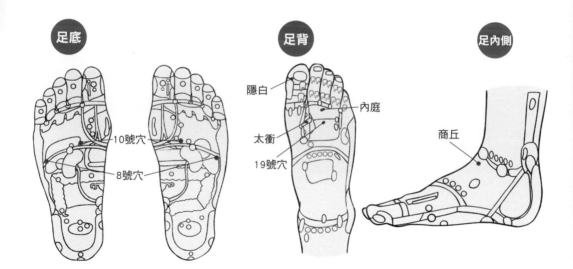

足底

10號穴
8號穴

足背

隱白
內庭
太衝
19號穴

足內側

商丘

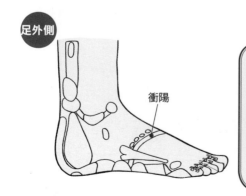

足外側

衝陽

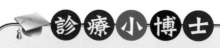

診療小博士

1. 患者多數體質較弱，因此要從改善體質開始，飯後可以俯臥或右側臥半小時，加速胃的排空時間。
2. 避免暴飲暴食，要選擇營養豐富、容易消化的食物，多攝取蔬菜水果，改成少量多餐的飲食習慣。

操作手法

1. 指壓穴位

持續按揉衝陽、商丘、內庭、隱白、太衝、8號穴、10號穴、19號穴，各2分鐘。

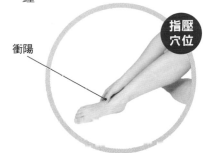

衝陽

指壓穴位

2. 按摩反射區

以雙指關節刮法為主、食指指間關節點法、拇指關節刮法、按法、食指關節刮法、拳刮法為輔，作用於相應反射區，各操作3至5分鐘。

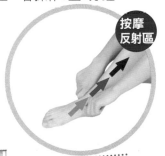

按摩反射區

3. 刺激反射區

自足跟中點向足前端按摩，沿足底正中線及內外側緣重推，摩擦足心。

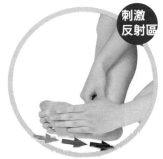

刺激反射區

4. 舒緩足部

按摩手法宜和緩持續，看看病況後，可搭配健脾固腎的穴區，並且以揉捏的方式舒緩足部。

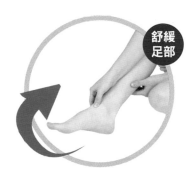

舒緩足部

嚴選足浴配方

藥材：艾葉、附子、炒白朮各20克，枳殼10克，升麻5克。

用法：1.將所有藥材全部丟入水中，水煎煮汁。

2.待水溫降至身體可以負荷的溫度時，把足部放入，每天1次，每次浸泡30分鐘。

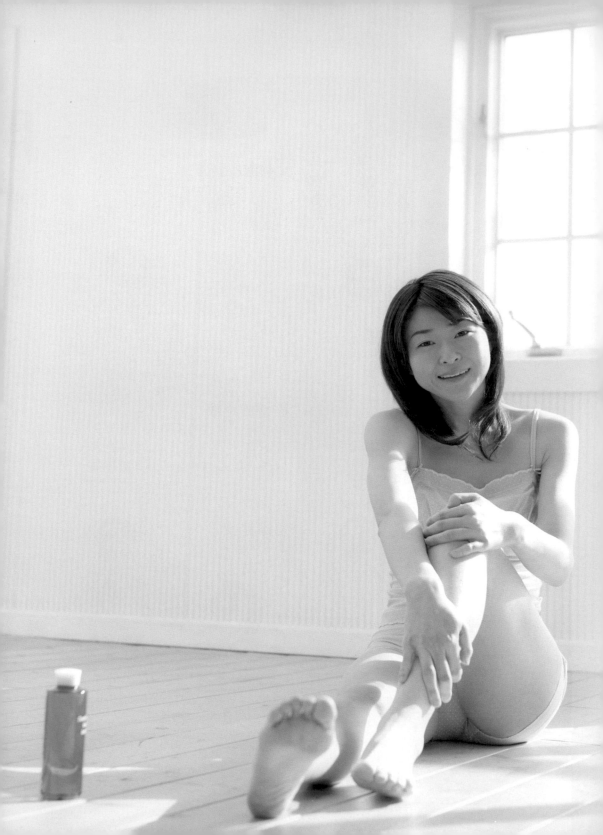

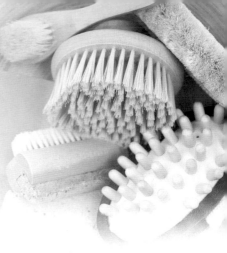

06
CHAPTER

泌尿生殖系統疾病的足部按摩療法

筆者遇到很多泌尿生殖系統的患者，總是拖到最後一刻才來就醫，通常症狀都已經很嚴重，尤其是慢性腎炎和泌尿道感染，拖延病情將會對身體造成極大的負擔。關於生殖系統的疾病，多數男性會覺得害羞，造成就醫上的延誤，患者若能自行運用足部自然療法，相信能夠獲得改善。

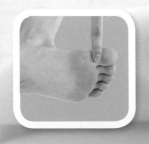
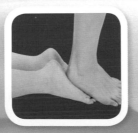
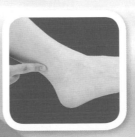
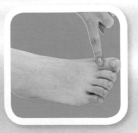

泌尿道感染

以 腰 痛 、 頻 尿 、 尿 痛 為 臨 床 特 點

行間為主要重點穴。

行間

疾 病 解 析

泌尿道感染是由於細菌逆行感染尿道、膀胱、輸尿管引起的一種疾病，以腰痛、頻尿、尿急、尿痛為臨床特點。還伴隨有畏寒、發熱、全身乏力、疼痛、嘔吐噁心、腹部脹痛、尿液混濁，血尿……等症狀。臨床治療多為選用適宜抗菌藥，強調預防復發、再感染。

有效反射區

按摩大腦（頭部）、腦垂體反射區可以促進腦神經恢復正常功能，提升神經反射作用。按摩心臟、肝臟、胃、肺及支氣管、淋巴腺、內耳迷路反射區有助於改善嚴重症狀，而使泌尿道暢通的反射區有腎上腺、腎臟、輸尿管、膀胱。

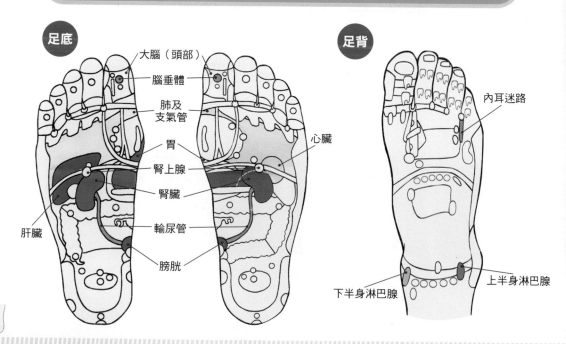

足底

大腦（頭部）
腦垂體
肺及支氣管
心臟
胃
腎上腺
腎臟
肝臟
輸尿管
膀胱

足背

內耳迷路

下半身淋巴腺
上半身淋巴腺

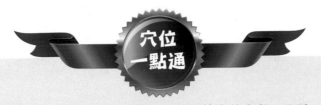

主要按摩的穴位為行間，再搭配位於經絡上的太谿、公孫，可以促進泌尿道排泄廢物，若出現畏寒、全身無力、噁心嘔吐、尿液渾濁的情況，再加上14號穴、腎穴、膀胱穴能夠改善上述症狀。

經穴
行間、太谿、公孫

奇穴
14號穴、腎穴、膀胱穴

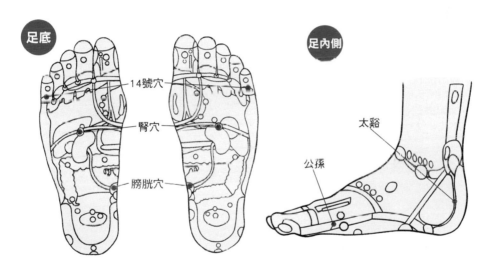

足底

14號穴

腎穴

膀胱穴

足內側

太谿

公孫

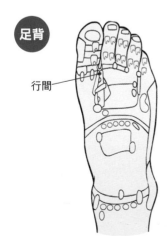

足背

行間

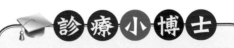

診療小博士

1.大量飲水。泌尿道感染患者每天飲水量要達1500毫升以上，大量飲水可使尿量增多，沖刷尿路細菌。

2 飲食清淡、局部清潔、衣著適當，避免穿著過緊的衣褲。

操作手法

1. 指壓穴位

點揉行間、太谿、公孫、14號穴、腎穴、膀胱穴，各2至3分鐘。

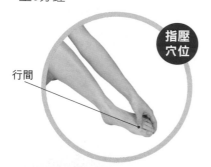

行間

指壓穴位

2. 按摩反射區

以拳刮法為主，食指指間關節點法、雙指關節刮法、拇指推法、擦法、拍法為輔，作用於相應反射區，以局部痠痛為佳。

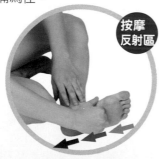

按摩反射區

3. 刺激反射區

用手指與手掌刺激足跟、足心，並且摩擦足中線。

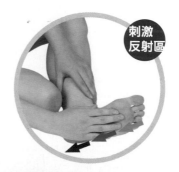

刺激反射區

4. 舒緩足部

按摩手法深透又不傷局部，特別著重足底泌尿生殖系統反射區，同時按壓淋巴腺反射區以舒緩足部。

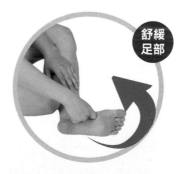

舒緩足部

⚠ 預防泌尿道感染

1. 多吃富含維生素C的食物，可使泌尿道維持酸性環境，不利細菌生長。
2. 不可憋尿，盡量避免使用公共衛浴。
3. 女性在生理期間應該特別注意，保持會陰清潔及乾燥。

排尿異常

是指小便不通或是排尿次數大增

水泉為主要重點穴。

水泉

疾病解析

指小便不通，小腹脹急，難以忍受，坐臥不安。或小便次數增多，甚則日夜數十次；或排尿不能自行控制，或排尿帶有血絲等等。臨床常見的排尿異常包括尿路刺激症狀，尿頻、尿急、尿痛和尿意不盡的感覺，這些症狀通常是合併存在的。

有效反射區

按摩大腦（頭部）、頸反射區可以促進腦神經恢復正常功能，按摩心臟、肝臟、脾臟、胰臟反射區可以提升身體自癒力，而按摩腎上腺、腎臟、輸尿管、膀胱、胃、下腹部、小腸、生殖腺、子宮（陰莖）反射區，可以增進消化作用，達到排尿順暢的效果。

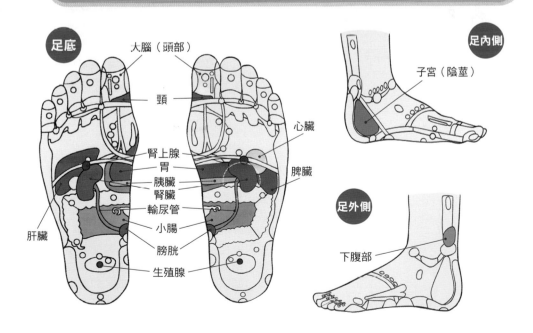

足底
大腦（頭部）
頸
心臟
腎上腺
胃
胰臟
腎臟
輸尿管
小腸
膀胱
生殖腺
肝臟

足內側
子宮（陰莖）

足外側
下腹部

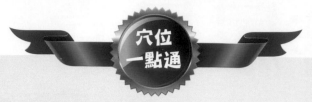

主要按摩的穴位為水泉，再搭配湧泉、行間、照海、太谿、大鍾、大敦，可以促進排尿順暢，若出現小腹脹急、尿頻、尿液帶有血絲的情況，再加上足後四白、14號穴能夠改善上述症狀。

經穴
湧泉、行間、照海、太谿、大鍾、大敦、水泉

奇穴
足後四白、14號穴

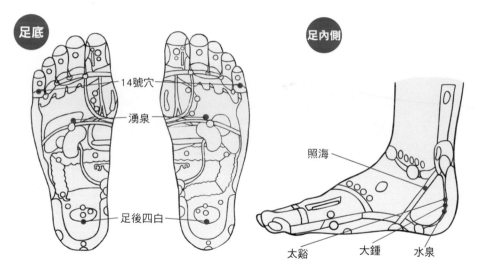

足底

14號穴

湧泉

足後四白

足內側

照海

太谿　　大鍾　　水泉

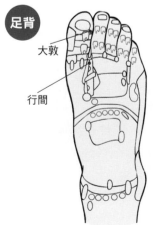

足背

大敦

行間

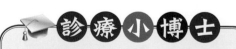

診療小博士

1. 外傷、勞損……等原因引起脊椎骨關節及其周圍軟組織損傷後，可刺激有關組織而導致排尿異常。

2. 糖尿病神經源性膀胱，是由於糖尿病引起神經損害所致，會陰區手術產生傷口可能引起尿道括約肌痙攣造成排尿困難的情況。

操作手法

1. 指壓穴位

可選擇點揉水泉、湧泉、行間、照海、太谿、大鍾、大敦、足後四白、14號穴等穴，各1至3分鐘。

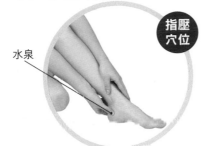

水泉

指壓穴位

2. 按摩反射區

以拇指指端點法為主、食指指間關節點法、拇指關節刮法、按法、拳刮法、拇指推法、拍法為輔，作用於相應反射區，以局部脹痛為佳。

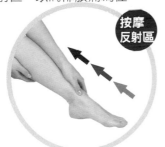

按摩反射區

3. 刺激反射區

以手指推擦足底掌側正中線來刺激反射區，拔搖各趾。

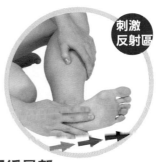

刺激反射區

4. 舒緩足部

按摩手法適當而持續。如有其他症狀可加用相應反射區。

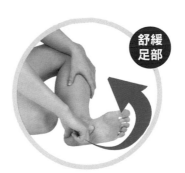

舒緩足部

⚠ 排尿異常的種類

1. 頻尿、排尿困難，而多尿，通常為糖尿病患者會出現的疾病。
2. 少尿，急性腎臟炎和慢性腎臟炎都會導致尿量減少。而血尿是尿液有血液，看起來是血紅色。
3. 尿液混濁，尿液裡的鹽類成分較高，但如果是因為上皮細胞或白血球引起時，就表示有疾病，要做詳細的檢查與治療。

慢性腎炎

主 要 症 狀 為 水 腫 及 腰 痛

陷谷為主要重點穴。

陷谷

疾 病 解 析

慢性腎炎是由於多種病因引起的原發於腎小球的一種免疫性、發炎性疾病。主要症狀為水腫和腰痛，輕者僅出現在眼瞼和足踝，重者可遍及全身，並有腰部痠痛，尿短少、乏力……等症狀。如病情沒有改善，腎臟功能將急劇惡化，而導致尿毒症的發生。

有效反射區

按摩大腦（頭部）、腦垂體反射區可以促進腦神經恢復正常功能，按摩內耳迷路、小腸、胃、肺及支氣管、心臟、淋巴腺反射區能夠促進器官之間的連結，而有效改善慢性腎炎的反射區為腎上腺、腎臟、輸尿管、膀胱、生殖腺。

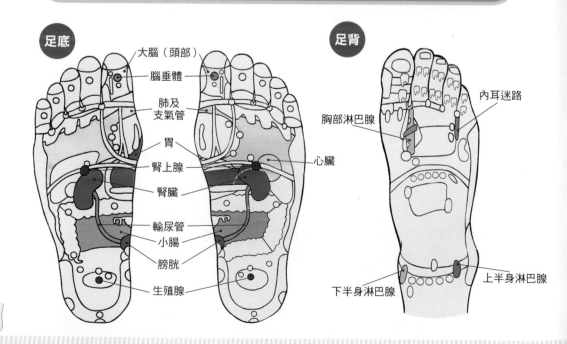

足底

大腦（頭部）
腦垂體
肺及支氣管
胃
腎上腺
腎臟
輸尿管
小腸
膀胱
生殖腺
心臟

足背

內耳迷路
胸部淋巴腺
下半身淋巴腺
上半身淋巴腺

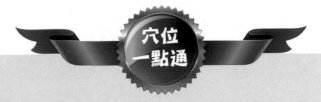

主要按摩的穴位為陷谷，再搭配位於經絡上的解谿、太谿、然谷、太白、湧泉，可以促進腎臟代謝廢物，若出現足踝水腫、腰部疼痛的情況，再加上爐底三針、腎穴能夠改善上述症狀。

經穴
陷谷、解谿、太谿、然谷、太白、湧泉

奇穴
爐底三針、腎穴

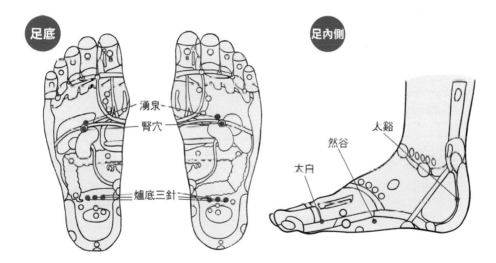

足底

湧泉
腎穴
爐底三針

足內側

太谿
然谷
太白

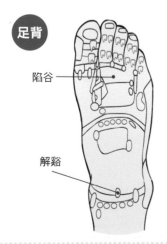

足背

陷谷
解谿

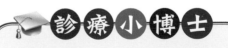

診療小博士

1. 患者的生活要有規律，不要過度勞累，要保持充足睡眠，避免風寒、房事，戒菸戒酒。
2. 飲食要有營養，可食用紅豆粥，肉類可食用牛肉、豬肉、鯉魚。蔬菜宜吃冬瓜等，忌食油脂、肥肉、海鮮……等食物。

操作手法

1. 指壓穴位

持續點揉陷谷、解谿、太谿、然谷、太白、湧泉、爐底三針、腎穴，各2分鐘左右。

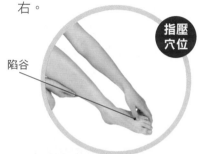

陷谷

指壓穴位

2. 按摩反射區

以拇指指端點法為主、按法、食指關節刮法、雙指關節刮法、拳刮法、拇指推法、拍法為輔，作用於相應反射區，以局部痠痛為佳。

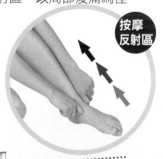

按摩反射區

3. 刺激反射區

推擦足心，推足內外踝部位，能夠刺激下半身淋巴反射區，改善水腫症狀。

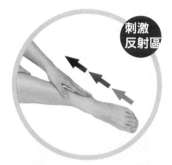

刺激反射區

4. 舒緩足部

手法宜持續，用力適中。亦可根據具體情況，搭配對症穴區，藉此舒緩足部。

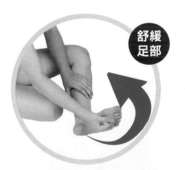

舒緩足部

嚴選足浴配方

藥材：麻黃、桂枝、川芎、大黃、黃芪、丹蔘、枸杞子、連翹、苦參、白花蛇蟲草、桑寄生各20克，將上藥裝入紗布袋中。

用法：用熱水浸泡，待水溫至40℃時，患者將雙足浸入水中，適應後，不斷加入熱水，至患者出汗，汗後靜臥。每天1次，4周為1療程。

前列腺炎

經常伴隨急性膀胱炎病症

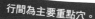

行間為主要重點穴。

行間

疾病解析

前列腺炎是由泌尿系統感染、血行感染、或淋巴系感染細菌感染引起的前列腺炎症造成的。常可見於尿急、頻尿、排尿疼痛，會陰部疼痛，尿後餘尿不盡，尿白濁如淋漿，伴隨炎性分泌物從尿道排出，及神情疲憊、腰膝怕冷……等症狀。經常伴有急性膀胱炎病症。

有效反射區

按摩大腦（頭部）、腦垂體反射區可以促進腦神經恢復正常功能，按摩心臟、肝臟、下半身淋巴腺反射區可以提升身體自癒力。有效減緩前列腺炎的反射區為腹腔神經叢、腎上腺、腎臟、輸尿管、膀胱、前列腺。

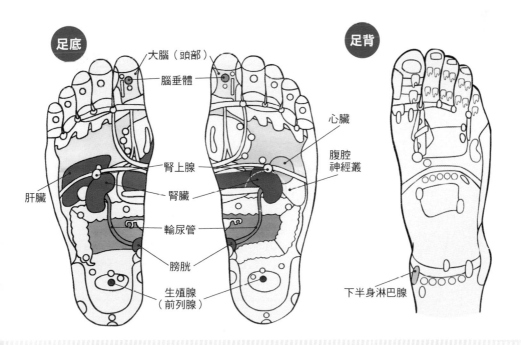

足底

大腦（頭部）
腦垂體
心臟
腹腔神經叢
腎上腺
腎臟
肝臟
輸尿管
膀胱
生殖腺（前列腺）

足背

下半身淋巴腺

2
2
3

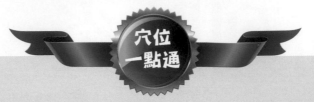

穴位
一點通

主要按摩的穴位為行間，再搭配位於經絡上的湧泉、然谷、太谿、太衝，可以促進排尿，若出現排尿疼痛、炎性分泌物排出、腰膝怕冷的情況，再加上14號穴能夠改善上述症狀。

經穴
湧泉、然谷、太谿、太衝、行間

奇穴
14號穴

足底

14號穴

湧泉

足內側

太谿

然谷

足背

行間

太衝

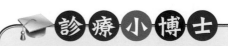
診療小博士

1.急性前列腺炎患者不能按摩，應該禁止頻繁按摩，兩次按摩中應該有一段間隔時間。

2.如果按摩時，發現前列腺反射區壓痛明顯或質地堅硬、出現硬節……等情況，應做進一步檢查。

操作手法

1. 指壓穴位

揉按行間、然谷、太谿、太衝、湧泉、14號穴，各2分鐘。

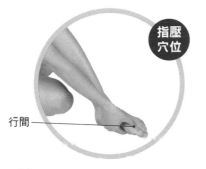

行間

指壓穴位

2. 按摩反射區

以食指關節刮法為主，拇指指端點法、食指指間關節點法、按法、拳刮法、拇指推法為輔，作用於相應反射區，以局部痠痛為佳。

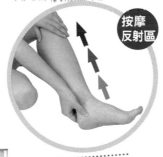

按摩反射區

3. 刺激反射區

以推法、擦法按摩足心及足內側，並且向小腿延伸，刺激反射區。

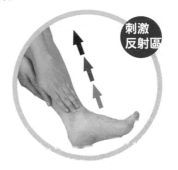

刺激反射區

4. 舒緩足部

可根據具體情況配合相應穴區，按摩手法需要持續並且力量適中，最後以輕柔手法舒緩足部。

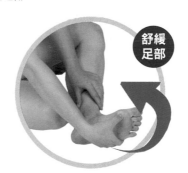

舒緩足部

嚴選足浴配方

藥材：黃芪30克，雞血藤、威靈仙、伸筋草各25克，當歸、白芍、獨活、桑寄生各20克，紅花、牛膝、桂枝、木瓜各15克。

用法：將上述藥材水煎取汁倒入足浴盆中，水溫以42℃～50℃之間為宜，浸泡25分鐘左右，額頭背部發汗為正常現象，按摩效果更佳。

陽萎

分 為 器 質 性 與 功 能 性 陽 萎

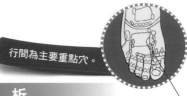

行間為主要重點穴。

行間

疾 病 解 析

陽萎是指男性陰莖不能勃起，或者舉而不堅。分為器質性與功能性陽萎，前者多因陰莖、睪丸、會陰部器質性病變、神經衰弱，以及大腦皮層機能紊亂……等引起，後者完全是由精神因素引起的，也可見於性生活時，男子由於過度緊張亢奮所造成的，嚴重者還會影響生育

有效反射區

按摩大腦（頭部）、腦垂體反射區可以提升神經反射作用，腎臟、輸尿管、膀胱、肺及支氣管、淋巴腺反射區能夠讓毒素排出體內，按摩肝臟、脾臟、甲狀腺反射區讓身體增進抵抗力，而按摩生殖腺反射區可以使生殖器更健康，發揮正常功能。

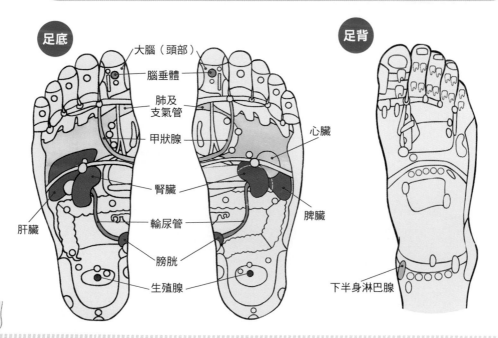

足底

大腦（頭部）
腦垂體
肺及支氣管
甲狀腺
心臟
腎臟
脾臟
肝臟
輸尿管
膀胱
生殖腺

足背

下半身淋巴腺

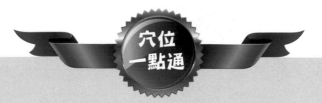

主要按摩的穴位為行間，若出現不能勃起、勃起無力、舉而不堅、會陰部器質性病變、再搭配位於經絡上的湧泉、太谿、太衝、公孫，可以改善上述陽萎現象。

經穴
湧泉、太谿、太衝、公孫、行間

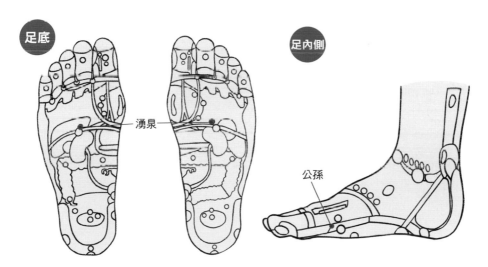

足底

湧泉

足內側

公孫

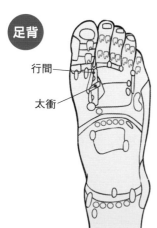

足背

行間

太衝

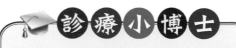

診療小博士

陽萎可以透過局部按摩，達到促進血液循環的作用，調節局部性神經反射功能，進而改善陰莖勃起功能。患者應該在身心放鬆的狀態下按摩，手法宜輕柔，力道不宜過度強烈，每日1次，可以同時配合心理治療，加速療效。

操作手法

1. 指壓穴位

點揉行間、湧泉、太谿、太衝、公孫，各2至3分鐘。

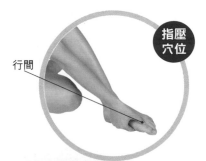

指壓穴位

行間

2. 按摩反射區

持續用拇指指端點法、食指指間關節點法、拇指關節刮法、按法、食指關節刮法、雙指關節刮法、拳刮法、拇指推法為輔，作用於相應反射區，以局部痠痛為佳。

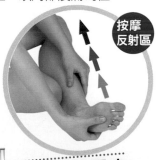

按摩反射區

3. 刺激反射區

掐揉拇趾，擦足正中線，刺激大腦反射區，對於改善陽萎症狀很有幫助。

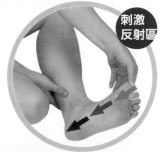

刺激反射區

4. 舒緩足部

在按摩時還可以根據症狀加強反射區，並且利用拇指推法按摩前列腺、睪丸反射區，來舒緩足部。

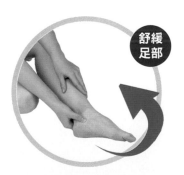

舒緩足部

嚴選足浴配方

藥材：巴戟天、淫羊藿、金櫻子、葫蘆巴20克，陽起石25克，柴胡15克。

用法：將陽起石先煎30分鐘，去渣加入其餘藥物煮30分鐘，取汁加入溫水用蒸汽足浴盆浸泡雙足30分鐘，每日2次。

遺精

分 為 生 理 性 或 病 理 性 遺 精

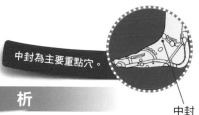

中封為主要重點穴。

中封

疾 病 解 析

遺精是指不因性生活或自慰而導致精液遺泄的病症，而根據臨床
又可分為生理性遺精和病理性遺精兩種，多是因為神經衰弱、勞
傷心脾，或者性生活過於頻繁、腎虛不固，以及色慾過度所致。
經常伴有頭暈、神疲乏力、腰痠腿軟、多夢、盜汗、煩熱……等
症狀。

有 效 反 射 區

按摩大腦（頭部）、腦垂體反射區可以提升神經反射作用。按摩胃、甲狀
腺、腎臟、腎上腺、輸尿管、膀胱反射區能夠促進身體代謝，而有效改善遺
精狀況的反射區是腹腔神經叢、生殖腺、前列腺、陰莖。

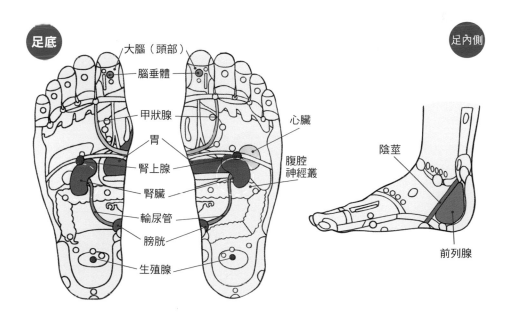

足底

大腦（頭部）

腦垂體

甲狀腺

胃

腎上腺

腎臟

輸尿管

膀胱

生殖腺

心臟

腹腔
神經叢

足內側

陰莖

前列腺

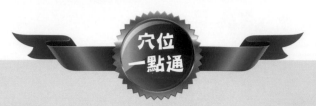

穴位
一點通

主要按摩的穴位為中封，若出現頭暈、神疲乏力、腰痠腿軟、多夢、盜汗、煩熱的情況，再搭配位於經絡上的太衝、太谿、然谷、公孫、至陰，可以緩解遺精現象，並且改善上述症狀。

經穴
太衝、太谿、然谷、公孫、至陰、中封

足內側

足背

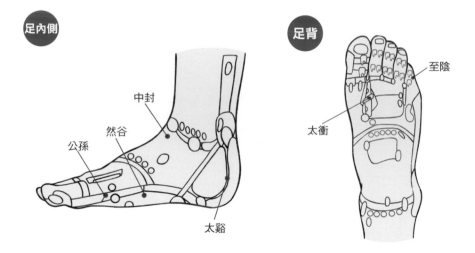

中封
然谷
公孫
太谿
至陰
太衝

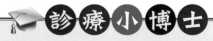

診療小博士

1. 注意生活起居，衣服應穿寬鬆些，夜間不要過飽進食，眠被不宜過重，養成側臥睡眠的好習慣。
2. 不要因為遺精而感到不好意思，要注意外生殖器的清潔，勤換洗內褲，預防尿道炎。

操作手法

1. 指壓穴位

持續點揉中封、太谿、然谷、公孫、至陰、太衝，各2分鐘。

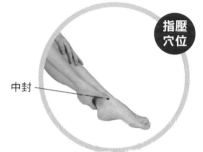

指壓穴位

中封

2. 按摩反射區

持續用拇指指端點法、食指指間關節點法、按法、拳刮法、拇指推法、擦法、拍法為輔，作用於相應反射區，各操作3至5分鐘。

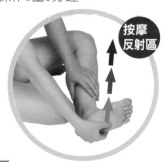

按摩反射區

3. 刺激反射區

摩擦足底，以推法推足跟，以捻法按摩足大趾，不斷刺激反射區，促進血液循環。

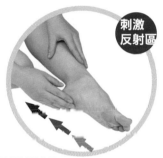

刺激反射區

4. 舒緩足部

此症按摩手法應維持中等力道，可視情況加按相關穴位，同時以按法舒緩足部。

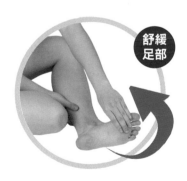

舒緩足部

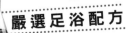 嚴選足浴配方

藥材：仙鶴草40克，黃芩10克，丹皮10克，芡實30克，女貞子30克，
　　　狗脊15克，桑葚30克，知母12克，黃柏12克。
用法：水煎煮汁，去渣之後，倒入溫水浸足。

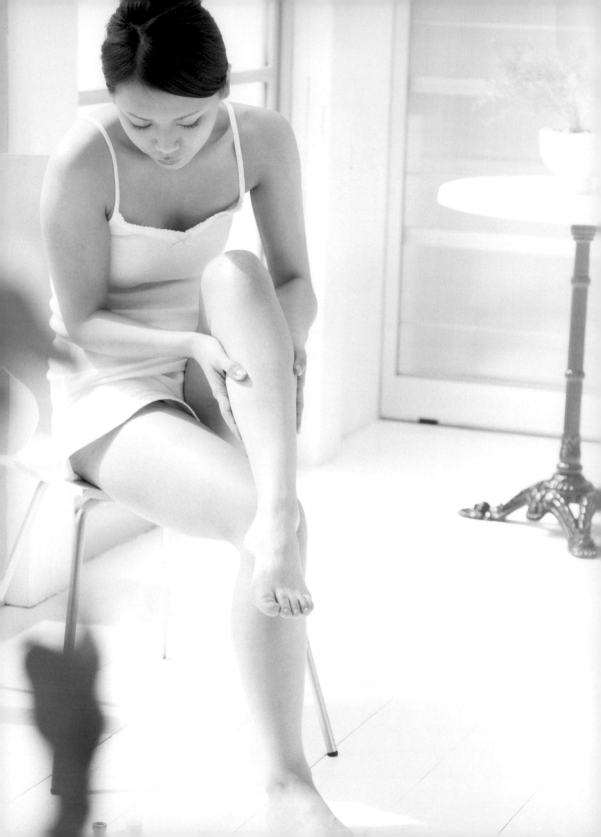

第七章 07 CHAPTER

神經組織疾病的足部按摩療法

神經組織是身體用來傳導感官刺激的系統，若是神經出現疼痛或是突然沒有知覺，都是需要治療的疾病，以下將介紹三種神經組織疾病：三叉神經痛、面癱、神經衰弱，筆者發現，足部自然療法對這三種疾病有滿不錯的功效，鼓勵患者可以在家中試試看。

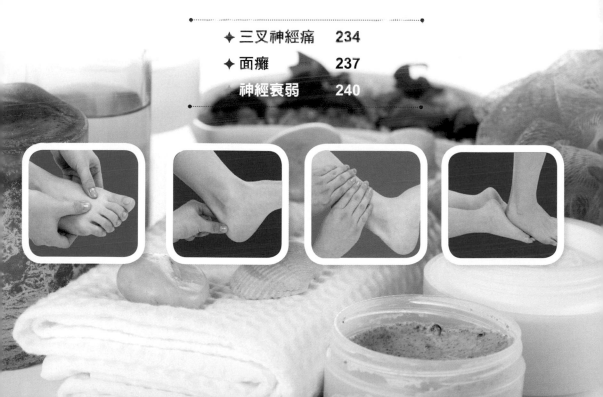

三叉神經痛

常見於女性，又稱為痛性抽蓄

內庭為主要重點穴。

內庭

疾病解析

三叉神經痛多見於女性，症狀通常表現為突然在一側面部或額顳部，發生刀割樣、燒灼樣、針鑿樣或搏動性劇裂疼痛。發作時間短暫，有時持續數小時，可因說話、打呵欠……等動作引起。進入睡眠後，次日恢復正常。還會伴隨同側面肌抽搐、面部潮紅、流淚和流涎，故又稱痛性抽搐。

👍 有效反射區

按摩大腦（頭部）、小腦及腦幹反射區可以提升神經反射。按摩腎臟、副甲狀腺、甲狀腺、輸尿管、膀胱、胃、肺及支氣管、淋巴腺反射區能夠將廢物順利排出體外，能夠改善三叉神經痛的反射區是三叉神經、眼睛、耳朵、頸。

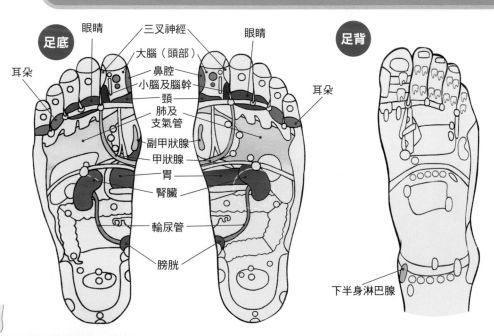

足底

眼睛　　三叉神經　　眼睛
大腦（頭部）
鼻腔
小腦及腦幹
頸
肺及
支氣管
副甲狀腺
甲狀腺
胃
腎臟
耳朵
耳朵
輸尿管
膀胱

足背

下半身淋巴腺

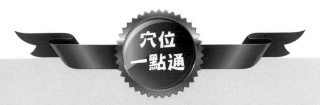

穴位一點通

主要按摩的穴位為內庭，再搭配位於經絡上的太衝、行間，可以讓臉部疼痛減輕，若出現刀割、燒灼性劇烈疼痛、面肌抽搐、流口水的情況，再加上2號穴能夠改善上述症狀。

經穴
內庭、太衝、行間

奇穴
2號穴

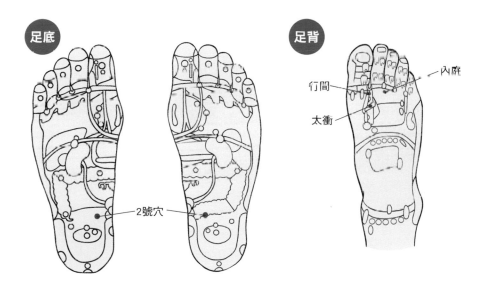

足底

足背

內庭
行間
太衝

2號穴

診療小博士

1.避免誘發疼痛的機械動作。吃軟嫩、易嚼的食物，避免硬物刺激。戒煙、酒，同時少吃辛辣食物。
2.用溫水洗臉和刷牙，避免冷水刺激，保持樂觀情緒，避免急躁、焦慮……等情緒誘發疼痛。

操作手法

1. 指壓穴位

重點內庭、太衝、行間、2號穴……等穴，各1分鐘。

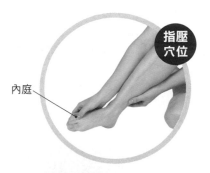

內庭

指壓
穴位

2. 按摩反射區

以雙指關節刮法為主，食指指間關節點法、拇指關節刮法、拇指推法、擦法、拍法為輔，作用於反射區，各操作3至5分鐘。

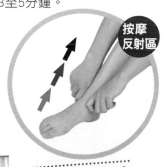

按摩
反射區

3. 刺激反射區

重點掐各足趾底緣，以大拇指重推足底各蹠骨間隙及蹠趾關節。

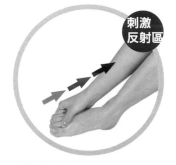

刺激
反射區

4. 舒緩足部

對女性患者應施以加重手法，然後再用輕中度手法持續操作，不發病時，也可以利用按摩來減緩症狀。

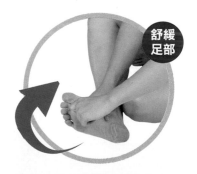

舒緩
足部

嚴選足浴配方

藥材：當歸、川芎、元胡、白芍、麻黃、川椒、細辛各10克。

用法：1.將上述所有藥材倒入水中，水煎煮汁。

2.待水溫降至身體可以負荷的溫度時，把足部放入，每日2次，每次10～30分鐘，連續一週。

面癱

為 表 情 運 動 功 能 障 礙 的 常 見 疾 病

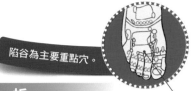

陷谷為主要重點穴。

陷谷

疾 病 解 析

面癱多見於男性，是以面部表情肌群運動功能障礙為主要特徵的常見疾病，一般症狀是口眼歪斜。通常起病較急，很多時候都是患者醒來發現一側面部肌肉癱瘓，外觀麻木，額紋消失，不能作蹙額、皺眉、露齒、鼓頰的動作，嘴角向健康側歪斜，吹氣漏氣，漱口漏水，眼瞼閉合不全，迎風流淚。吃飯時，食物易滯留於病側齒頰之間。

有效反射區

按摩額竇、大腦（頭部）、腦垂體、小腦及腦幹反射區可以提升神經反射作用。按摩腎臟、輸尿管、膀胱、肺及支氣管反射區可以增進體內循環，而按摩頸、上顎、下顎、鼻腔、眼睛、耳朵、三叉神經反射區，能夠緩解面癱的症狀。

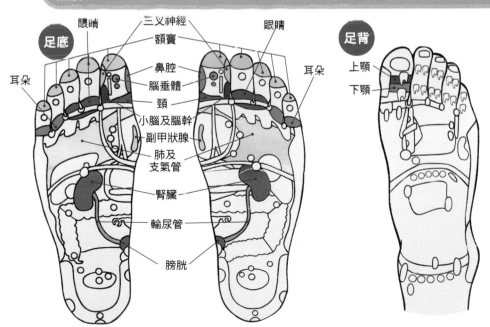

足底
眼睛
三叉神經
眼睛
額竇
耳朵
鼻腔
耳朵
腦垂體
頸
小腦及腦幹
副甲狀腺
肺及支氣管
腎臟
輸尿管
膀胱

足背
上顎
下顎

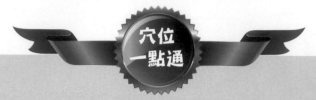

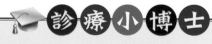

主要按摩的穴位為陷谷，可以讓口眼歪斜的症狀減輕，若出現面部肌肉癱瘓、不能皺眉、眼瞼閉合不全、漱口漏水的情況，再搭配位於經絡上的厲兌、衝陽、行間、太衝。

經穴

陷谷、厲兌、衝陽、行間、太衝

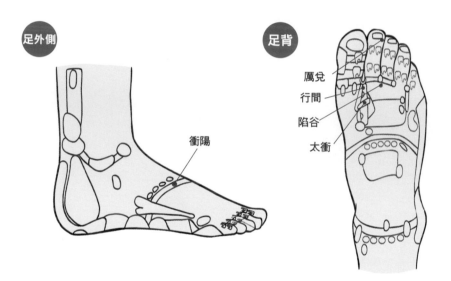

足外側

衝陽

足背

厲兌
行間
陷谷
太衝

診療小博士

很多人會把中風和面癱混淆，面癱是局部性發生的，由顏面神經引起，症狀集中表現在頭面部，四肢可以正常活動擺動。中風是由於腦部提供血液的腦功能損失，造成身體某一側無法行動，手腳或臉部突然發麻無力，單眼或雙眼視力模糊，無法言語，說話含糊不清，千萬不要搞混。

操作手法

1. 指壓穴位

點揉陷谷、厲兌、衝陽、行間、太衝穴，各2至3分鐘，厲兌可點掐。

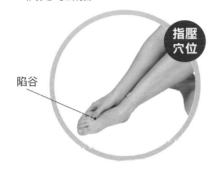

陷谷

指壓穴位

2. 按摩反射區

以拇指指端點法為主、食指指間關節點法、雙指關節刮法、拳刮法、擦法、拍法為輔，作用於反射區，各操作3至5分鐘。

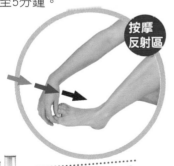

按摩反射區

3. 刺激反射區

以捻法、推法來刺激各趾，促進頭部反射區的血液循環。

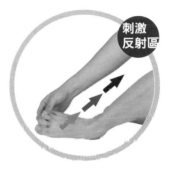

刺激反射區

4. 舒緩足部

此症按摩手法可由輕至重，再轉輕柔手法來舒緩足部，反覆操作。

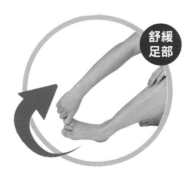

舒緩足部

嚴選足浴配方

藥材：桃仁20克，紅花20克，桂枝20克，羌活20克，當歸15克，防風20克，透骨草10克，牛膝12克，桔梗12克

用法：上藥加清水1000毫升，煎沸10分鐘後，將藥液倒入水盆內，待溫浸泡雙足30分鐘。

神經衰弱

經 常 伴 隨 情 緒 不 穩 、 健 忘 的 症 狀

然谷為主要重點穴。

然谷

疾 病 解 析

神經衰弱是以中樞神經的傳導過程易於興奮和疲勞為特點，並有情緒不穩定、睡眠障礙及神經功能紊亂症狀的一種神經系統疾病。主要症狀為疲勞、頭痛、腰痛、憂鬱、失眠、食慾不振、記憶力減退，且伴有健忘、心悸、早洩、陽萎、月經失調……等現象發生。

有效反射區

按摩大腦（頭部）、小腦及腦幹、腦垂體反射區可以提升神經反射作用。按摩副甲狀腺、甲狀腺、腎臟、腎上腺、輸尿管、膀胱、淋巴腺反射區可以增強體內抵抗力，而能緩解其帶來症狀的反射區為心臟、肝臟、胰臟、小腸、直腸、升結腸、橫結腸、降結腸、十二指腸。

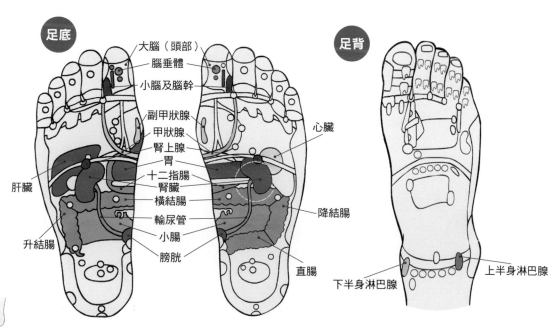

足底

足背

大腦（頭部）
腦垂體
小腦及腦幹
副甲狀腺
甲狀腺
腎上腺
胃
十二指腸
腎臟
橫結腸
輸尿管
小腸
膀胱

肝臟
升結腸

心臟
降結腸
直腸

下半身淋巴腺
上半身淋巴腺

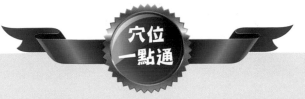

穴位
一點通

主要按摩的穴位為然谷，再搭配位於經絡上的厲兌、公孫、太
谿，可以緩解情緒不穩定、睡眠障礙的現象，若出現疲勞、頭
痛、憂鬱、心悸的情況，再加上3號穴、8號穴能夠改善症狀。

經穴
厲兌、然谷、公孫、太谿

奇穴
8號穴、3號穴

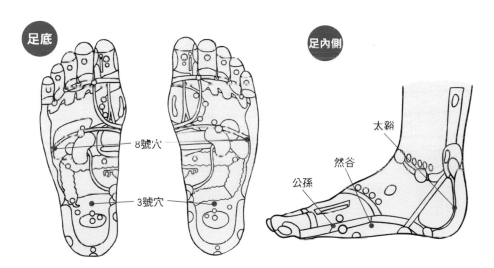

足底

8號穴

3號穴

足內側

太谿

然谷

公孫

足背

厲兌

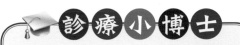

診療小博士

神經衰弱是一種常見、慢性、病因較為複
雜的多發病。患者通常為長期連續緊張的
腦力勞動者，在急劇的情緒波動與思想矛
盾的情況下，大腦皮質活動過度緊張，使
其正常生理活動遭受破壞而形成，臨床表
現多以患者自覺症狀為主，一般少見明顯
的器官病變症狀。

操作手法

1. 指壓穴位

持續點揉厲兌、然谷、公孫、太谿、8號穴、3號穴，各2分鐘左右。

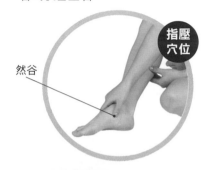

然谷

指壓穴位

3.刺激反射區

摩擦足心，捻捏各趾，盡量多刺激大腦與頭部的反射區。

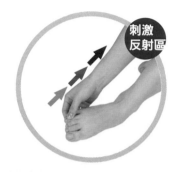

刺激反射區

2. 按摩反射區

以食指指間關節點法為主、拇指關節刮法、按法、雙指關節刮法、拳刮法、拇指推法為輔，作用於上述相應反射區，以局部脹痛為佳。

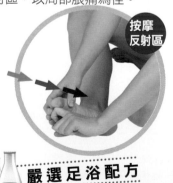

按摩反射區

4. 舒緩足部

按摩手法宜和緩持續，視情況加強相應穴區按摩，並且適時地舒緩足部。

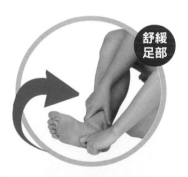

舒緩足部

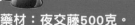

嚴選足浴配方

藥材：夜交藤500克。

用法：1.將夜交藤倒入水中，水煎煮汁。

2.待水溫降至身體可以負荷的溫度時，把足部放入，每日1~2次，每次30分鐘，連續一週。

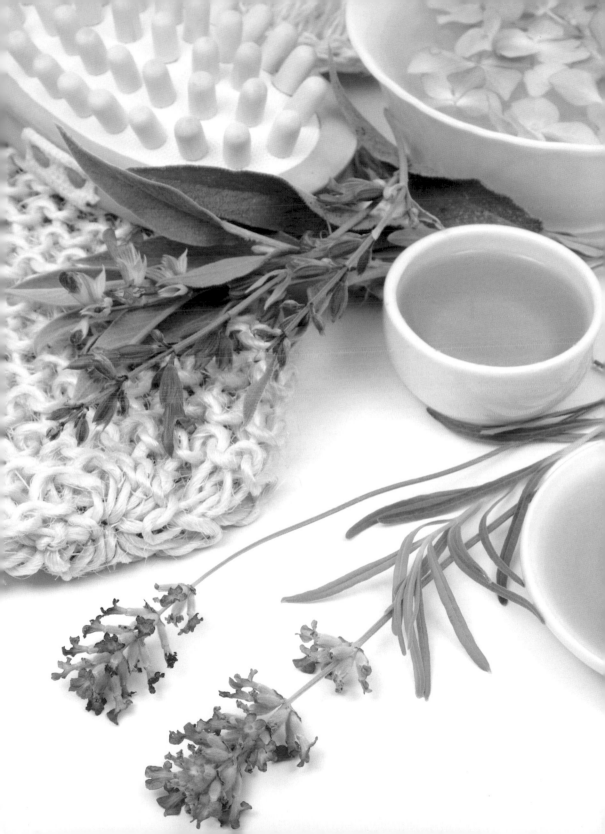

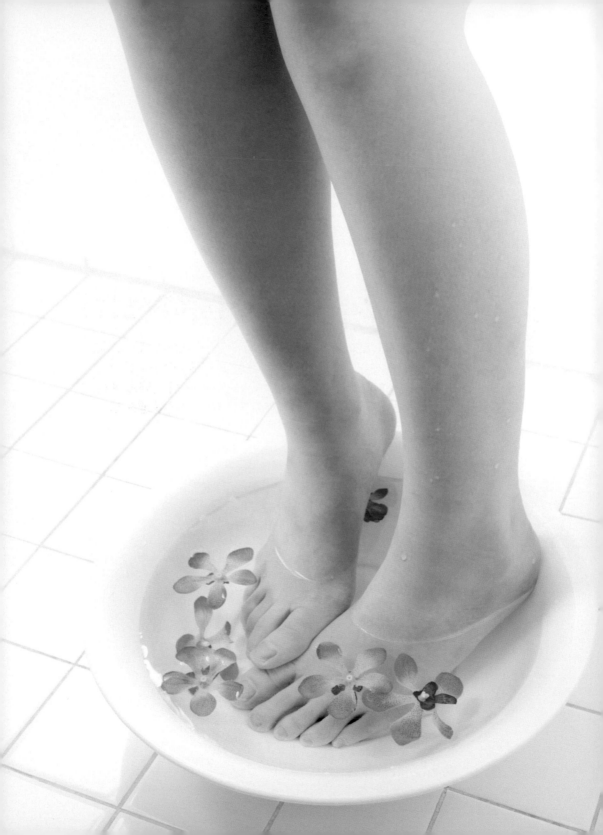

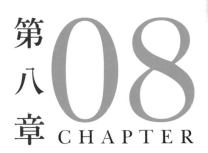

第八章

08 CHAPTER

皮膚科疾病的足部按摩療法

皮膚是人體對外的第一道防線，也是占身體最大面積的器官，若是皮膚出現紅腫、青春痘、大面積的過敏，都會讓人害怕得不敢出門，筆者發現，若是利用足部自然療法，將能使皮膚科疾病逐漸好轉，因為體內的毒素將會隨著按摩排出體外，皮膚會變得越來越健康透亮。

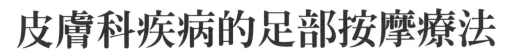

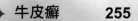

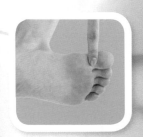
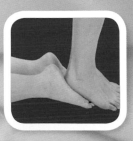
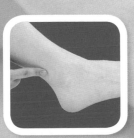
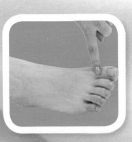

青春痘

常 見 於 青 春 期 男 女 的 面 部

足竅陰為主要重點穴。

足竅陰

疾 病 解 析

青春痘多見於青春期男女的面部，大多是由胃寒造成的。好發部位為眼眉外端，鼻根部前額及耳後。典型損害為針頭大小，頂端呈黑色的丘疹。輕微的青春痘，可能只是小粉刺，但嚴重者常於感染後發生膿瘡，日後即使消退，還是會留下疤痕。也稱為「痤瘡」或者「粉刺」。

有效反射區

按摩大腦（頭部）反射區可以促進腦神經恢復正常功能。按摩甲狀腺、腎臟、腎上腺、生殖腺、膀胱、輸尿管、肺及支氣管反射區，增進毒素排出體外的速度，按摩心臟反射區能夠讓血液循環加快。

足底

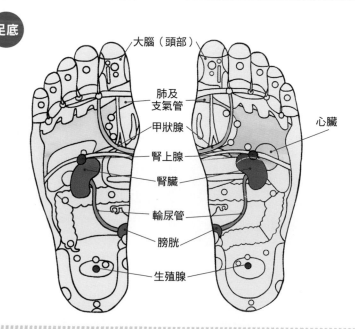

大腦（頭部）

肺及支氣管

甲狀腺

腎上腺

腎臟

輸尿管

膀胱

生殖腺

心臟

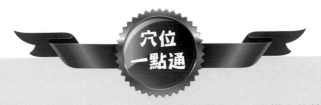

主要按摩的穴位為足竅陰，若出現多處青春痘，再搭配位於經絡上的湧泉、金門、申脈，可以促進身體新陳代謝，讓體內毒素隨著足底按摩排出體外。

經穴

湧泉、金門、申脈、足竅陰

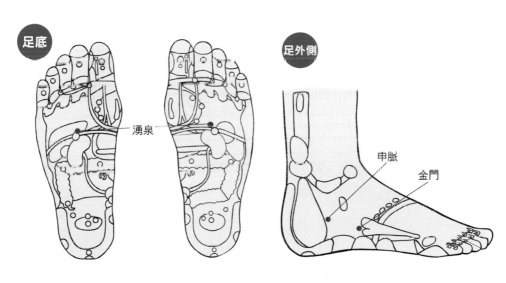

足底

湧泉

足外側

申脈

金門

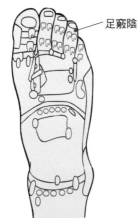

足背

足竅陰

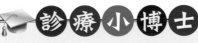 診療小博士

1. 養成規律的生活習慣，盡量不要熬夜，避免因情緒和壓力造成失眠。
2. 保持飲食均衡，長青春痘的時候，盡量少吃或不吃強刺激性的食物和酒精類飲料。
3. 選擇適宜的化妝、護理、清潔用品，洗臉次數以早晚各1次為宜。

操作手法

1. 指壓穴位

可點掐足竅陰，揉湧泉、金門、申脈。

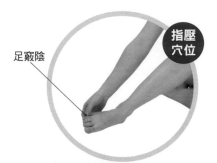

足竅陰

指壓穴位

2. 按摩反射區

以拇指關節刮法為主、按法、雙指關節刮法、拳刮法、拇指推法、擦法、拍法為輔，作用於相應反射區，各操作3至5分鐘，以局部酸痛為佳。

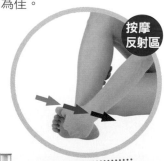

按摩反射區

3. 刺激反射區

在按摩的同時，也可以使用相關藥水浴足，按摩時的手法宜以中等力道持續。

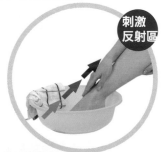

刺激反射區

4. 舒緩足部

要調節飲食起居，禁食辛辣性、刺激性的食物。亦可按摩胃及循環系統反射區以調整治療，同時舒緩足部。

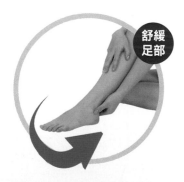

舒緩足部

嚴選足浴配方

藥材：皂角、透骨草、苦參各50克。

用法：製成藥粉，用開水浸泡至水溫適宜，每日1次，每次20分鐘，10次為1療程。

疥瘡

是由寄生蟲引起的傳染性皮膚病

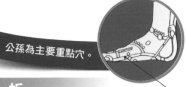

公孫為主要重點穴。

公孫

疾 病 解 析

疥瘡是指由體外寄生蟲引起、傳染性極高的一種皮膚病，症狀為皮膚表面出現丘疹，同時伴隨劇癢，晚間尤其嚴重。以局部皮膚出現紅、腫、疼痛的小硬結為其主要特徵。多處疥瘡同時或反覆出現在身體的各個部位，是種傳染性極強的病，經常發生於幼兒或者營養不良的人身上。

有效反射區

按摩腎臟、腎上腺、生殖腺、膀胱、輸尿管、肝臟、脾臟、胸部淋巴腺反射區，能夠增進毒素排出體外的速度。

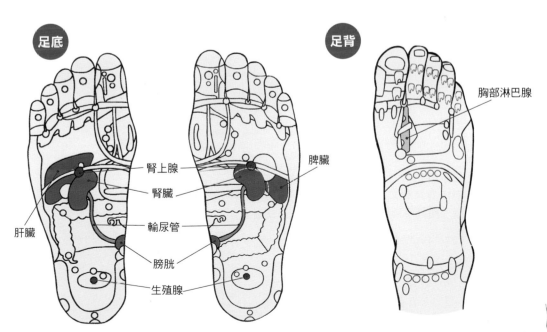

足底

足背

腎上腺
腎臟
脾臟
肝臟
輸尿管
膀胱
生殖腺

胸部淋巴腺

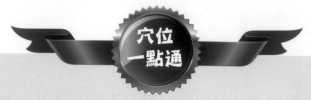

主要按摩的穴位為公孫，可以讓疥瘡的症狀減輕，若皮膚出現劇癢難耐或者皮膚紅腫疼痛、產生小硬結，再搭配位於經絡上的照海、太衝、行間，將能改善上述情況。

經穴
公孫、照海、太衝、行間

足內側

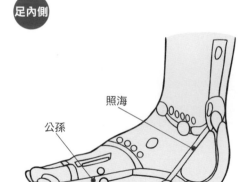

照海

公孫

足背

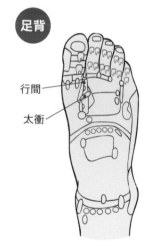

行間

太衝

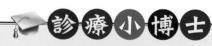

診療小博士

如果用藥得當，並將內衣及棉被同時洗淨，而且做必要的消毒處理，那麼疥瘡是容易根治的。另外，與患者有密切接觸的親屬也必須同時治療，因為疥瘡是一種傳染性很強的感染性皮膚病。

操作手法

1. 指壓穴位

點按公孫、照海、太衝、行間穴，各1至3分鐘。

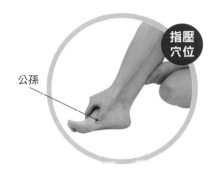

公孫

指壓穴位

2. 按摩反射區

以拇指推法為主，食指指間關節點法、按法、食指關節刮法、雙指關節刮法、擦法、拍法為輔，作用於相應反射區，以局部痠痛為佳。

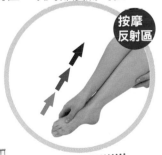

按摩反射區

3. 刺激反射區

按摩手法宜深透持久，假如併發其他症狀可依據變化刺激相關穴位。

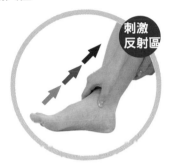

刺激反射區

4. 舒緩足部

按摩相應反射區可加速毒素排出，並且以食指指關節刮法舒緩足部。

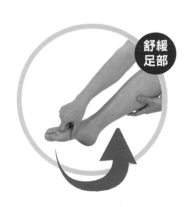

舒緩足部

嚴選足浴配方

藥材：苦杏仁45克，綠茶葉10克。
用法：將上方藥材一同放入鍋中，加水2000毫升，去渣取汁。取1小瓶藥液外擦臉部及手臂，餘下的藥液倒入盆中，待溫度適宜時浸泡足部30分鐘。可滋潤皮膚，消炎殺菌，補充維生素及礦物質。

丹毒

發 病 較 急 ， 好 發 於 面 部 與 下 肢

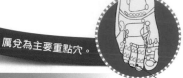

屬兌為主要重點穴。

屬兌

疾 病 解 析

發病較急，好發於頭面部和下肢。是由A群β-溶血性鏈球菌或黃金葡萄球菌引起的急性化膿性真皮炎症。炎症呈片狀紅疹，鮮紅似玫瑰色，表面皮緊發亮，周圍範圍清楚，用手指輕壓，紅色即可消退，除去壓力，紅色很快恢復。局部淋巴結常腫大，疼痛。有時皮損表面可出現大小水泡，壁較厚，自覺灼熱疼痛。

👍 有效反射區

按摩大腦（頭部）、腦垂體反射區可以促進腦神經恢復正常。按摩腎臟、腎上腺、甲狀腺、膀胱、輸尿管、脾臟、胃、肺及支氣管、淋巴腺反射區，增進毒素排出體內的速度，而按摩肝臟反射區，能夠讓肝臟解毒功能更快速。

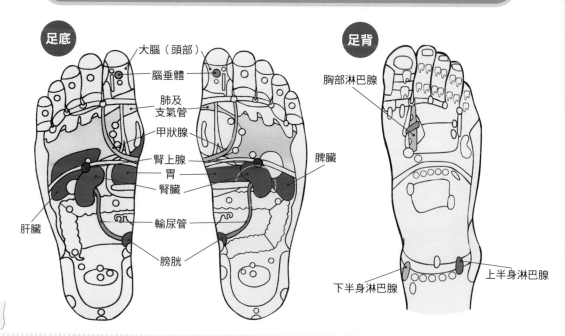

足底

大腦（頭部）
腦垂體
肺及支氣管
甲狀腺
腎上腺
胃
腎臟
脾臟
肝臟
輸尿管
膀胱

足背

胸部淋巴腺

上半身淋巴腺
下半身淋巴腺

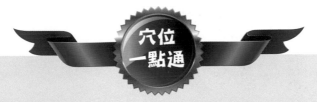

主要按摩的穴位爲厲兌，可以讓丹毒的症狀減輕，若皮膚出現片狀紅疹、淋巴異常腫大，再搭配位於經絡上的湧泉、俠谿、行間、隱白、太白，將能改善上述情況，將毒素排出體外。

經穴
湧泉、俠谿、厲兌、行間、隱白、太白

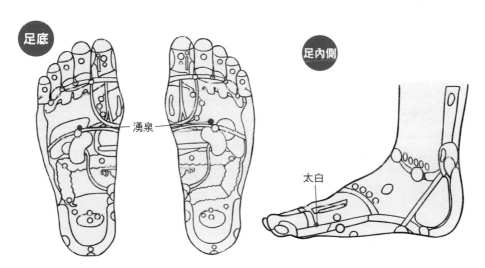

足底

湧泉

足內側

太白

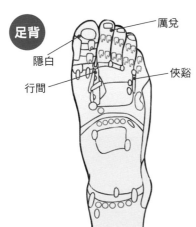

足背

厲兌

隱白

行間

俠谿

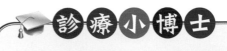

診療小博士

1. 患者要注意臥床休息，如果家庭允許，要暫時將患者與家人分開，因丹毒屬於接觸性傳染疾病。
2. 病人發熱至38.5℃以上，可用冷毛巾濕敷頭部或枕冰袋，同時可以根據醫生的囑咐服用退熱藥物。
3. 因丹毒有傳染性，所以接觸病人後一定要用肥皂洗淨雙手。

操作手法

1. 指壓穴位

點揉厲兌、俠谿、行間、隱白、太白，重壓湧泉，各1至3分鐘。

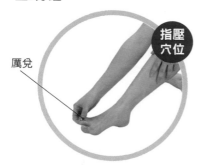

厲兌

指壓穴位

2. 按摩反射區

以按法為主、雙指關節刮法、拳刮法、拇指推法、擦法、拍法為輔，作用於相應反射區，各操作3至5分鐘，以局部痠痛為佳。

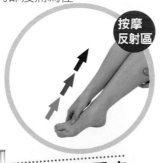

按摩反射區

3. 刺激反射區

以掐法按摩趾甲根，刺激反射區，或是在按摩前，用熱水浴足。

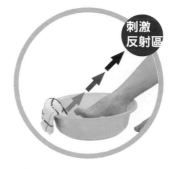

刺激反射區

4. 舒緩足部

按摩手法宜有力深透，這樣可以加速毒素排出，同時以不同手法輕柔地舒緩足部。

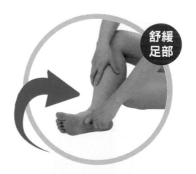

舒緩足部

嚴選足浴配方

藥材：金銀花20克，玄參15克，當歸10克，甘草6克。

用法：將上方藥材加清水2000毫升，煎至水剩1500毫升時，盛出藥液，倒入水盆中，先薰蒸，待溫度適宜時泡洗雙足，每晚臨睡前泡洗1次，每次40分鐘，7天為1療程。

牛皮癬

也稱為慢性單純苔癬、神經性皮炎

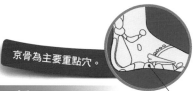

京骨為主要重點穴。

京骨

疾 病 解 析

牛皮癬是一種局限性皮膚神經功能障礙性皮膚病，又稱為慢性單純苔癬、神經性皮炎、攝領瘡。常發生於頸側，項部、背部、腋窩……等部位，常對稱分部，起初局部陣發性劇癢，由於搔抓或摩擦的刺激，皮膚迅速出現苔癬樣病變。一般認為可能與神經系統紊亂有關，經常反覆發作，拖延難癒。

有效反射區

按摩大腦（頭部）、腦垂體反射區可以提升神經反射作用。按摩甲狀腺腎臟、腎上腺、肺及支氣管、淋巴腺反射區能夠讓毒素加速排出體內，而按摩肝臟、脾臟反射區可以增強體內抵抗力。

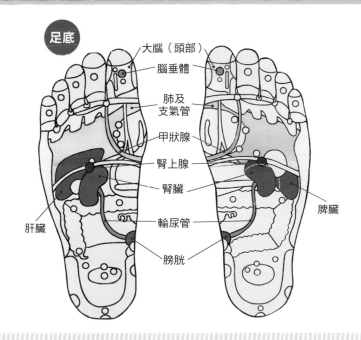

足底

大腦（頭部）

腦垂體

肺及支氣管

甲狀腺

腎上腺

腎臟

脾臟

肝臟

輸尿管

膀胱

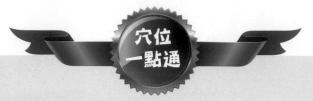

穴位一點通

主要按摩的穴位為京骨，再搭配位於經絡上的隱白、公孫、解谿，可以讓牛皮癬的症狀減輕，若皮膚出現陣發性劇癢、苔癬樣病變，再加上11號穴、23號穴將能改善情況，將毒素排出體外。

經穴
隱白、公孫、京骨、解谿

奇穴
11號穴、23號穴

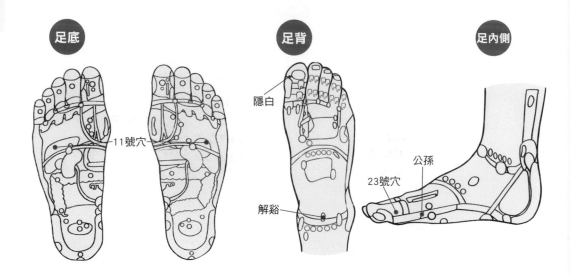

足底

11號穴

足背

隱白

解谿

足內側

公孫

23號穴

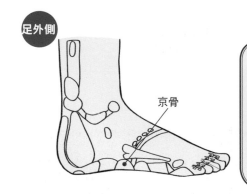

足外側

京骨

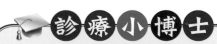

診療小博士

1. 少吃海鮮、羊肉……等食物，多吃水果和蔬菜，避免飲酒和食用刺激性的食物。
2. 應養成良好的衛生習慣，經常用活水做局部清洗，忌用激素類藥物外塗。
3. 不宜穿著太硬的內衣，以免刺激皮膚。

操作手法

1. 指壓穴位

點按隱白、公孫、京骨、解
谿、11號穴、23號穴，各2
至3分鐘。

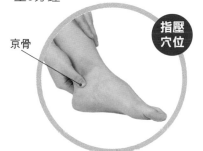

京骨

指壓
穴位

2. 按摩反射區

用拇指指端點法、食指指間
關節點法、按法、雙指關節
刮法、拳刮法、拇指推法、
擦法、拍法作用於相應反射
區，各操作3至5分鐘，以局
部酸痛為佳。

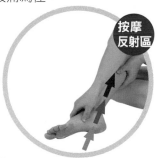

按摩
反射區

3. 刺激反射區

在使用按摩的同時，也可以直
接用中藥足浴清洗患處，適當
地加重力道，刺激反射區。

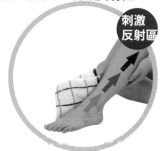

刺激
反射區

4. 舒緩足部

按摩可增加皮膚外適應性和改
善內部血液循環的作用，並且
利於控制、治療病症，達到舒
緩足部的效果。

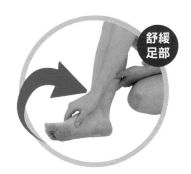

舒緩
足部

嚴選足浴配方

藥材：蒜頭數顆。

用法：1.將搗碎的蒜頭倒入溫水中。

2.每日1~2次，每次30分鐘，連續一週。或者以紗布包住蒜末來外
敷患部。

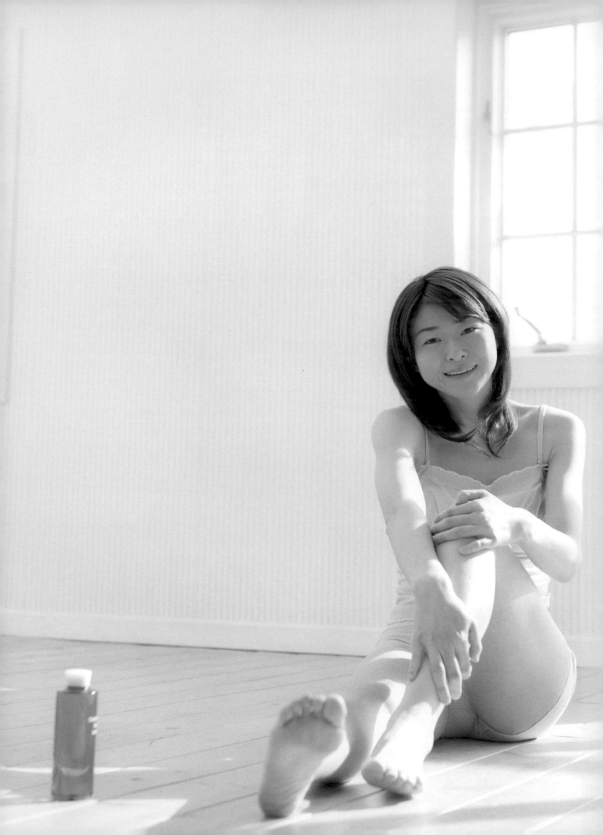

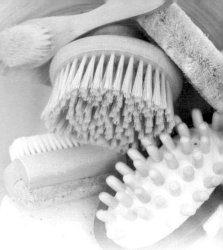

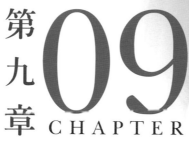

第九章 09 CHAPTER

外科疾病的足部按摩療法

隨著年齡增長，或是過度勞動、姿勢不當、用力過度，都可能造成外科疾病的產生，尤其是許多長時間坐在辦公室的上班族，肩頸、關節都會出現痠痛和發炎症狀，透過足部自然療法，能夠促進身體血液循環，加速新陳代謝。

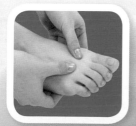
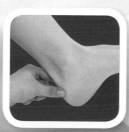
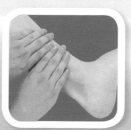
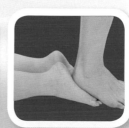

精索靜脈曲張

常見於20～30歲的成年男性

大敦為主要重點穴。

大敦

疾病解析

靜脈曲張是指精索蔓狀靜脈絲擴張、彎曲、伸長。多見於20～30歲的成年男性，症狀主要是陰囊下墜、左側睪丸痛和局部腫物。青壯年性機能較旺盛，陰囊內容物血液供應旺盛。所以有些精索靜脈曲張可隨年齡增長而逐漸消失。另外，長久站立，增加腹壓也是發病因素。

有效反射區

按摩大腦（頭部）、腦垂體反射區可以促進腦神經恢復正常功能。按摩腎臟、腎上腺、肝臟、脾臟、膽囊反射區能夠增進毒素排出體內的速度，而按摩心臟、睪丸、生殖腺反射區能夠讓血液循環加快，緩解症狀。

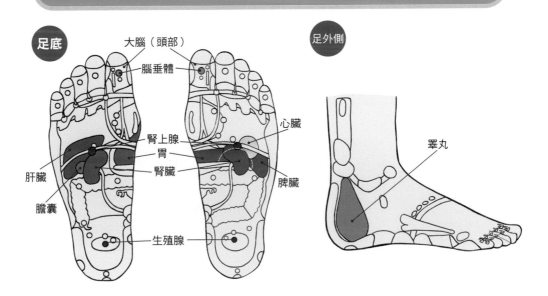

足底
大腦（頭部）
腦垂體
心臟
腎上腺
胃
腎臟
肝臟
脾臟
膽囊
生殖腺

足外側
睪丸

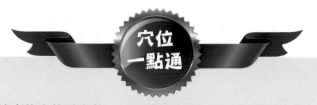

穴位
一點通

主要按摩的穴位為大敦，可以讓精索靜脈曲張的症狀減輕，若出現睪丸痛、局部腫物，再搭配位於經絡上的行間、太衝、中封、丘墟、太谿、然谷、湧泉，將能改善上述情況。

經穴

大敦、行間、太衝、中封、丘墟、太谿、然谷、湧泉

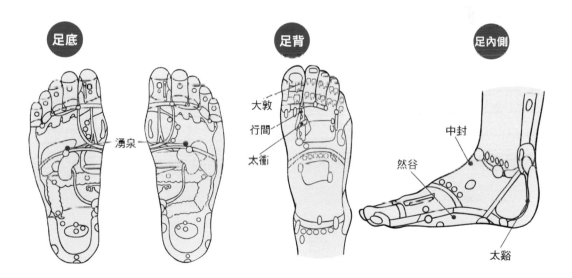

足底

足背

足內側

湧泉

大敦

行間

太衝

中封

然谷

太谿

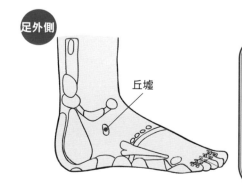

足外側

丘墟

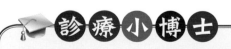

診療小博士

1. 避免久站、久立，增加下肢的負重。輕度靜脈曲張症狀的患者，可以長期用彈性繃帶裹住小腿，防止它嚴重發展。

2. 可以配合紅外線按摩等物理療法，這些物理療法能夠促進血液循環，減少靜脈壓力。

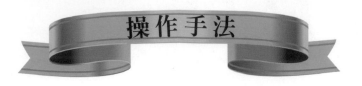

操作手法

1. 指壓穴位

按揉大敦、行間、太衝、中封、丘墟、太谿、然谷、湧泉穴，各1至3分鐘。

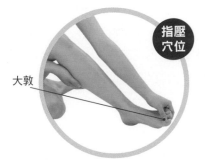

指壓穴位

大敦

2. 按摩反射區

以食指指間關節點法為主、拇指關節刮法、按法、雙指關節刮法、拳刮法、拇指推法、擦法、拍法為輔，作用於相應反射區，以局部痠脹為佳。

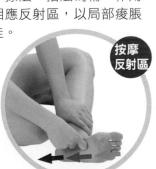

按摩反射區

3. 刺激反射區

可以多刺激足底的淋巴腺反射區，以及位於足踝兩側的上半身、下半身淋巴反射區。

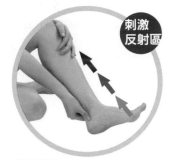

刺激反射區

4. 舒緩足部

適時地利用不同的按摩手法來舒緩足部，緩解靜脈曲張的現象。

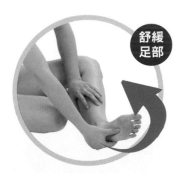

舒緩足部

嚴選足浴配方

藥材：艾草加紅花一小把。

用法：以紗布包著，煮開後可用兩次，適用靜脈曲張、末梢神經炎、血液循環不好，腿部麻木或青紫……等淤血症。

血栓閉塞

下肢發涼、怕冷通常為早期症狀

湧泉為主要重點穴。

湧泉

疾病解析

該病是中、小動脈的慢性閉塞性疾病，多見於20～40歲的男性病人。常由一側下肢開始，皮膚蒼白或發紫，間歇性跛行，晚期肢端皮膚發黑、壞死、潰爛而脫落。足趾發涼、怕冷、麻木和感覺異常為常見的早期症狀，與交感神經紊亂以及自身免疫反應有關。

有效反射區

按摩大腦（頭部）、腦垂體反射區可以促進腦神經恢復正常功能。按摩腎上腺、腎臟、肝臟、脾臟、胃反射區，可以讓毒素加速排出體內，有效緩解血栓症狀的反射區是心臟。

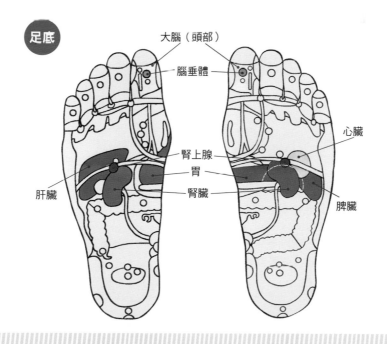

足底

大腦（頭部）

腦垂體

心臟

腎上腺

胃

肝臟

腎臟

脾臟

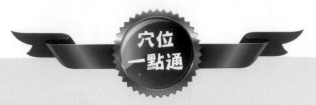

穴位一點通

主要按摩的穴位為湧泉，可以讓血栓閉塞的症狀減輕，並且促進血液循環，若出現足趾發涼、怕冷……等情況，再搭配位於經絡上的太衝、行間、大敦，將能改善上述狀況。

經穴
湧泉、太衝、行間、大敦

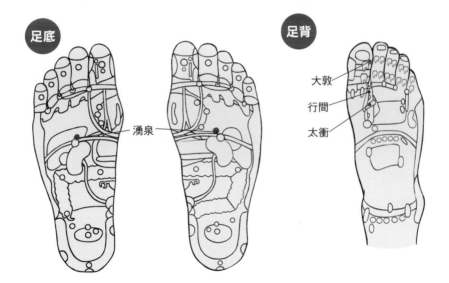

足底

足背

湧泉

大敦
行間
太衝

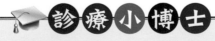

診療小博士

1.避免寒冷刺激，冬季宜穿長筒棉套，使患肢保暖。飲食宜清淡而富有營養，多吃豆製品、新鮮蔬菜、水果。

2.注意衛生，患肢要常用溫水或肥皂清洗。經常修剪趾甲，特別要去除足趾間的污垢。

3.除非有嚴重組織壞死、劇烈疼痛的病人外，一定要下床活動，以不感疲勞為宜。同時要節制性生活。

操作手法

1. 指壓穴位

擦湧泉，點揉太衝、行間、大敦穴，各1至2分鐘。

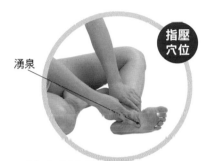

湧泉

指壓
穴位

2. 按摩反射區

可運用推擦手法按摩相應反射區，加強足趾的按摩，可以用捻捎搖拔……等手法。

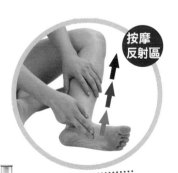

按摩
反射區

3. 刺激反射區

在按摩前要用熱水浴足，並且達到一定時間。每次操作要達到肢體溫熱的程度。

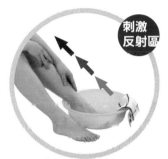

刺激
反射區

4. 舒緩足部

還可加強有關循環系統反射區的操作，血栓閉塞的患者，可以多按摩下肢，增進血液循環。

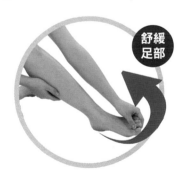

舒緩
足部

嚴選足浴配方

用藥：桂枝、附片、伸筋草、苦參各15克。
用法：煎後去渣，混入溫水用按摩足浴盆浸泡雙足30分鐘，10天1療程，每日2次。

痔瘡

為肛門附近靜脈曲張形成的靜脈團

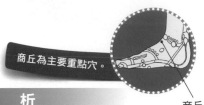

商丘為主要重點穴。

商丘

疾病解析

痔瘡是指直腸下端黏膜下和肛門附近靜脈擴大和曲張所形成的靜脈團。位於肛門周圍（齒線以下）稱外痔，一個或數個，質硬而堅，時癢時痛；位於肛門內（齒線以上）則稱內痔；內、外痔同時發生時，稱為混合痔，經常可見到便後出血的症狀。

有效反射區

按摩腎臟、腎上腺、腦垂體、膀胱、輸尿管、大腦（頭部）、心臟反射區，增進毒素排出體內的速度，按摩脾臟、直腸、下腹部、小腸、橫結腸反射區能夠讓消化器官運作正常，有效舒緩痔瘡症狀的反射區是肛門、骶骨。

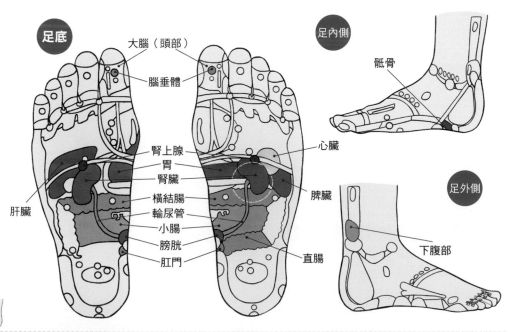

足底

大腦（頭部）

腦垂體

腎上腺
胃
腎臟
橫結腸
輸尿管
小腸
膀胱
肛門

肝臟

心臟

脾臟

直腸

足內側

骶骨

足外側

下腹部

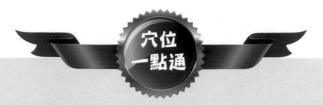

主要按摩的穴位為商丘，可以讓痔瘡的症狀減輕，並且促進血液循環，若出現混合痔、便後出血等情況，再搭配位於經絡上的束骨、足通谷、內庭、隱白，將能改善上述狀況。

經穴
商丘、束骨、足通谷、內庭、隱白

足內側

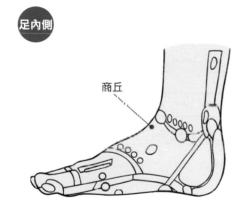

商丘

足外側

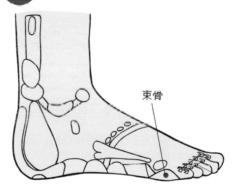

束骨

足背

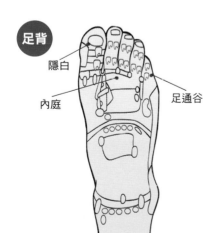

隱白
內庭
足通谷

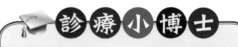

診 療 小 博 士

1. 禁食酒類、辛辣……等刺激性強的食物，多吃蔬菜水果，養成每天排便的習慣，排便後要用水清洗肛門。
2. 養成有規律的生活習慣，避免熬夜。
3. 如果大便帶血，請立即到醫院肛腸科就診，以免延誤病情。

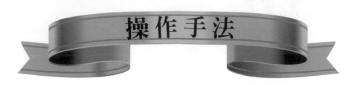

操作手法

1. 指壓穴位

點按商丘、束骨、足通骨、內庭、隱白穴，各1至3分鐘。

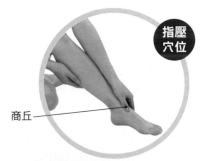

指壓穴位

商丘

2. 按摩反射區

以食指指間關節點法、拇指關節刮法、按法、食指關節刮法、雙指關節刮法、拳刮法、拇指推法、擦法為輔，作用於相應反射區，各操作3至5分鐘。

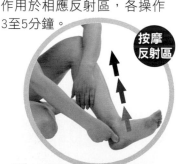

按摩反射區

3. 刺激反射區

刺激足部的肛門、小腸、直腸、下腹部反射區，讓排便能夠更加順暢。

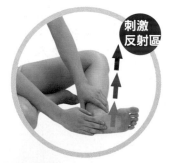

刺激反射區

4. 舒緩足部

按摩手法宜持續，若是有親友可以幫忙按摩，患者可採取俯臥姿或坐姿，可以達到舒緩足部的效果。

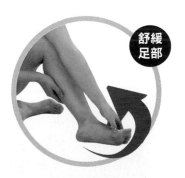

舒緩足部

嚴選足浴配方

藥材：槐條60克，艾葉30克，白礬30克，馬齒莧30克，銀花30克，甘草30克。

方法：上述藥材水煮後去渣，用蒸汽足浴盆浸泡雙足30分鐘，每日1次。

頸椎病

為 骨 骼 的 退 化 性 病 理 改 變

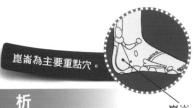

崑崙為主要重點穴。

崑崙

疾 病 解 析

又稱為頸椎綜合症，是一種骨骼的退化病理改變。常表現為頭暈、頭痛、耳鳴、目眩、失眠、肌肉萎縮、頸項疼痛，並向肩一側或兩側上肢擴散，手指麻木無力。嚴重者還可能出現暈厥，癱瘓。好發於中老年人，不過目前有年齡下降的趨勢，醫學專家研究發現，透過按摩頸椎在足部的反射區，可產生療效。最好每天早晚各一次，堅持兩週以後，對一般頸椎病患即可出現意外療效。

有效反射區

按摩大腦（頭部）反射區可以促進腦神經恢復正常功能，提升神經反射作用。按摩腎臟、腎上腺、輸尿管、膀胱、肺及支氣管、甲狀腺、副甲狀腺反射區能夠讓毒素快速排出體內，而有效舒緩症狀的反射區為頸椎、頸、胸椎、腰椎、骶骨、內尾骨。

足底

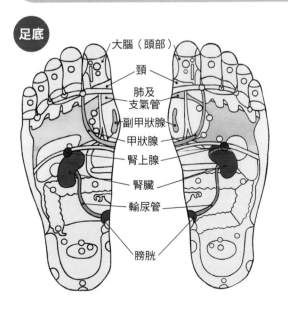

大腦（頭部）

頸

肺及
支氣管

副甲狀腺

甲狀腺

腎上腺

腎臟

輸尿管

膀胱

足內側

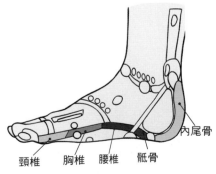

內尾骨

頸椎　胸椎　腰椎　骶骨

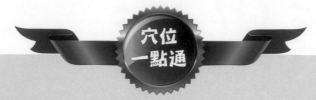

主要按摩的穴位為崑崙，再搭配申脈、太衝、解谿，可以達到舒緩頸部疼痛的效果。若感覺頭痛、耳鳴、頸項疼痛的情況，能夠再加上8號穴、11號穴、14號穴，緩解不舒適的症狀。

經穴
崑崙、申脈、太衝、解谿

奇穴
8號穴、11號穴、14號穴

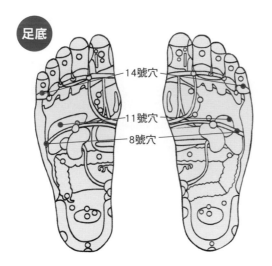

足底

14號穴
11號穴
8號穴

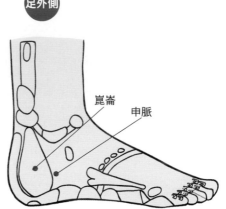

足外側

崑崙
申脈

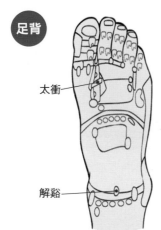

足背

太衝

解谿

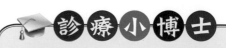

診療小博士

1.選擇枕頭很重要。枕頭的中央應該稍微凹陷，頸部應枕在枕頭上，不能懸空，使頭部保持後仰，習慣側臥位者，應該枕頭與肩膀同齊。
2.在洗臉、刷牙、飲水、寫字時，要避免頭部過伸、過屈活動。

操作手法

1. 指壓穴位

點揉崑崙、申脈、太衝、解谿穴，各2至3分鐘。

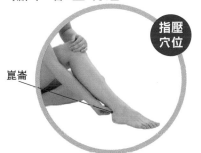

崑崙

指壓穴位

2. 按摩反射區

以拇指推法為主、拇指指端點法、拇指關節刮法、按法、擦法、拍法為輔，作用於相應反射區，各操作3至5分鐘，以局部痠痛為佳。

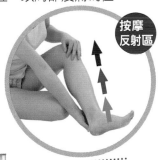

按摩反射區

3. 刺激反射區

捻揉搖拔各趾，特別是足大、小趾的蹠趾關節，多刺激反射區。

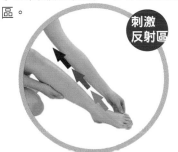

刺激反射區

4. 舒緩足部

按摩手法宜深透，手部自身有症狀的一側可反覆操作。

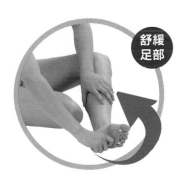

舒緩足部

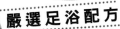

嚴選足浴配方

藥材：當歸15克，川芎12克，紅花9克，劉寄奴15克，姜黃、路路通、羌活9克，白芷12克，威靈仙12克，桑枝30克，膽星、白芥子9克。

用法：將上藥加清水適量，煎煮30分鐘去渣取汁，與2000毫升清水一起倒入盆中先薰蒸，等到溫度適宜時泡洗雙足，每天2次，每次薰泡40分鐘。去病即止。

滑囊炎

多為外傷引起，又稱為創傷性滑囊炎

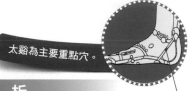

太谿為主要重點穴。

太谿

疾病解析

滑囊位於關節附近的骨突與肌腱或肌肉及皮膚之間，假如關節受到不正常壓迫，便會轉為發炎，大多是由外傷引起，故又稱創傷性滑囊炎。主要表現為滑囊積液及疼痛。好發於肩峰、髖骨前、膝關節、跟腱……等部位。常因摩擦、加壓而出現疼痛加重，休息後多能自行緩解。

有效反射區

按摩大腦（頭部）、腦垂體反射區可以促進腦神經恢復正常功能，提升神經反射作用。按摩腎上腺、腎臟、甲狀腺、膀胱、輸尿管反射區可以讓毒素快速排出體外，而有效舒緩症狀的反射區為肩、腰椎、頸椎反射區。

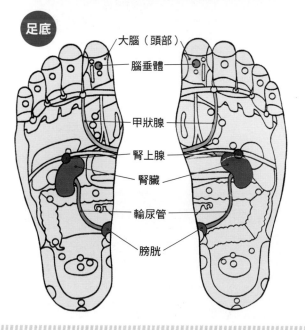

足底

大腦（頭部）
腦垂體
甲狀腺
腎上腺
腎臟
輸尿管
膀胱

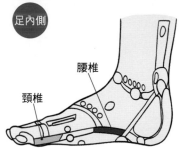

足內側

腰椎
頸椎

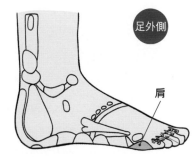

足外側

肩

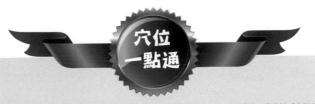

主要按摩的穴位為太谿，若出現滑囊積液、疼痛加劇的情況，可以搭配位於經絡上的湧泉、照海、崑崙、申脈、僕參、解谿，緩解因為摩擦而加重的疼痛感。

經穴

湧泉、照海、太谿、崑崙、申脈、僕參、解谿

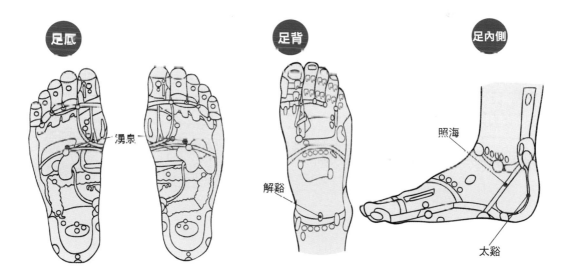

足底 湧泉

足背 解谿

足內側 照海 太谿

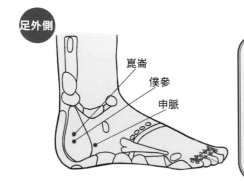

足外側 崑崙 僕參 申脈

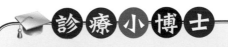

診療小博士

1. 休息是減輕疼痛的首要方法，所以應使關節得到充分的休息，如果關節很痛，可以用冰敷的方法，以10分鐘冰敷，10分鐘休息的方法為交替。
2. 如果疼痛的部位位於手肘和肩膀，建議將手臂自由擺動，以緩解疼痛。

操作手法

1. 指壓穴位

選擇點按太谿、湧泉、照海、崑崙、申脈、僕參、解谿等穴，各1至2分鐘。

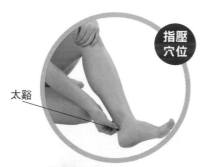

太谿

指壓穴位

2. 按摩反射區

認真以按壓方式診查足底，在相應的部位尋找病症的對應點，施以較重手法點揉。

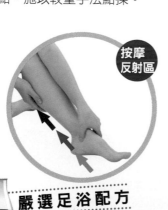

按摩反射區

3. 刺激反射區

足底反射區可選對應反射區的相應節段摩推，如肩峰發病可調整反射區、肩胛骨。

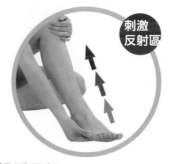

刺激反射區

4. 舒緩足部

應加強休息以利病症痊癒，消除症狀後，可繼續相應穴區的按摩以鞏固療效。

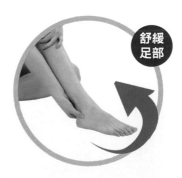

舒緩足部

嚴選足浴配方

藥材：取烏梅200克，白醋100克。

用法：加水煮30分鐘，去梅，加入白醋，待溫度適宜浸泡足部。

肩周炎

多因外傷或是肩部受寒引起

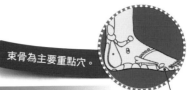

束骨為主要重點穴。

束骨

疾病解析

發生於肩背部肌肉、筋膜……等組織的一種非特異性炎症疾病，是纖維質炎的一種，大多是因為外傷或是肩部受寒所引起。因有肩背和頸部的症狀，易與頸椎病相混。患者自覺肩背部痠痛，肌肉僵硬，有沉重感，或兩臂沉重無力。常於晨起、勞累後或天氣變化時症狀加重。

有效反射區

按摩腎上腺、腎臟、甲狀腺、肝臟、脾臟反射區可以讓毒素快速排出體外，而能夠舒緩肩周炎症狀的反射區是肩、斜方肌、腰椎、頸椎。

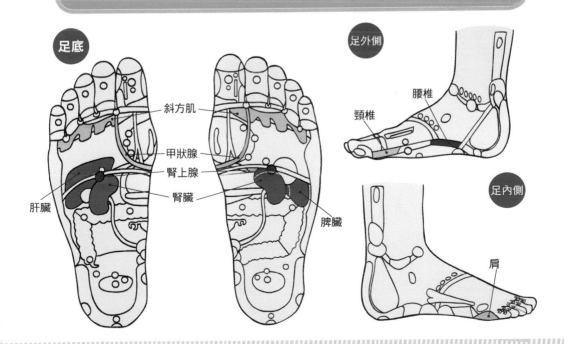

足底

斜方肌
甲狀腺
腎上腺
腎臟
肝臟
脾臟

足外側

腰椎
頸椎

足內側

肩

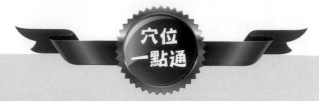

穴位
一點通

主要按摩的穴位為束骨，再搭配位於經絡上的崑崙、地五會、照海、丘墟，可以舒緩肩頸痠痛，若出現背部痠痛、肌肉僵硬、兩臂沉重無力的情況，再加上11號穴能夠改善上述症狀。

經穴
崑崙、地五會、照海、束骨、丘墟

奇穴
11號穴

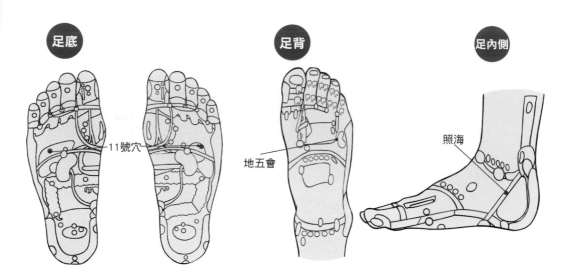

足底

11號穴

足背

地五會

足內側

照海

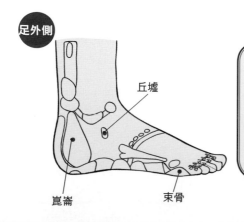

足外側

丘墟

崑崙

束骨

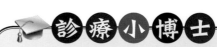

診療小博士

注意不要長時間低頭工作，如果情況允許，那麼在低頭工作20分鐘或30分鐘後，一定要起身活動，抬頭挺胸，伸臂擺動，或者上下左右轉動頭部，雙手叉腰，向後仰身。

操作手法

1. 指壓穴位

點按束骨、崑崙、地五會、照海、丘墟、11號穴，各2至3分鐘。

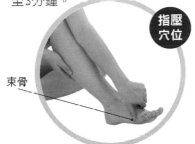

指壓穴位

束骨

2. 按摩反射區

以拇指指端點法為主、雙指關節刮法、拳刮法、拇指擦法、拍法為輔，作用於相應反射區，各操作3至5分鐘，以局部痠痛為佳。

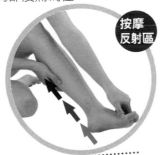

按摩反射區

3. 刺激反射區

推足心及足底內外側緣。按摩前患者應事先做好放鬆肩背的活動。

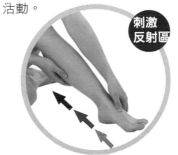

刺激反射區

4. 舒緩足部

按摩手法宜深透有力，注意足部局部保濕及休息，適時地擦上乳液舒緩足部。

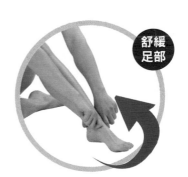

舒緩足部

⚠ 肩周炎的三個階段

1. 肩頸疼痛十分明顯，此階段的病患屬於急性期，找不出真正的痛點，只覺得整個肩胛都很疼痛。
2. 冰凍期，病患感覺肩關節僵硬，某些方向的關節活動受到限制，但是已經沒有這麼疼痛。
3. 解凍期，肩周僵硬的狀況逐漸改善，如果在發病期間未受到良好治療，通常會在解凍期留下後遺症。

關節炎

以 周 圍 小 關 節 病 變 為 主 的 疾 病

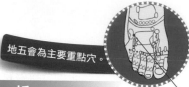

地五會為主要重點穴。

地五會

疾 病 解 析

類風濕性關節炎是一種以周圍小關節病變為主的全身性疾病。全身症狀表現為發熱、疲倦和體重減輕。局部症狀，以手、腕、足等多關節呈對稱性受累的臨床表現最為突出。早期呈紅、腫、熱、痛和運動障礙；至晚期，關節將會變為強硬和畸形。

有效反射區

按摩大腦（頭部）、腦垂體、小腦及腦幹反射區可以促進腦神經恢復正常功能，按摩腎上腺、腎臟、副甲狀腺、膀胱、輸尿管反射區，讓毒素快速排出體外，而能夠舒緩關節炎症狀的反射區是腰椎、骶骨、內側尾骨。

足底

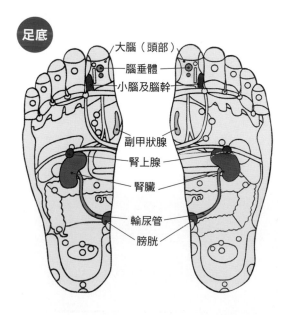

大腦（頭部）
腦垂體
小腦及腦幹
副甲狀腺
腎上腺
腎臟
輸尿管
膀胱

足內側

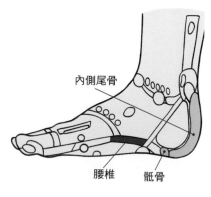

內側尾骨
腰椎
骶骨

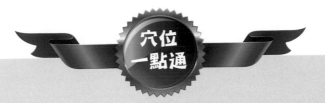

主要按摩的穴位為地五會,再搭配位於經絡上的崑崙、大鐘、俠谿、太衝,可以舒緩關節痠痛,若出現發熱、疲倦、體重減輕的情況,再加上足趾平、15號穴能夠改善上述症狀。

經穴
地五會、崑崙、大鐘、俠谿、太衝

奇穴
足趾平、15號穴

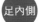
足內側

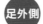
足外側

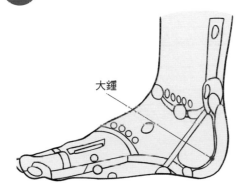
大鐘

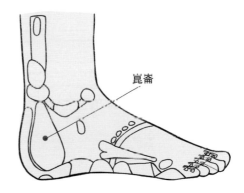
崑崙

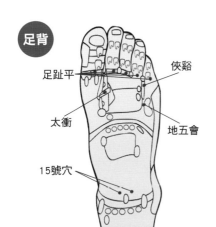
足背

足趾平
俠谿
太衝
地五會
15號穴

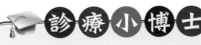
診療小博士

1. 風濕性關節炎患者宜吃高蛋白、高熱量、宜消化的食物。不宜吃辛辣刺激的食物,少食生、冷、硬的食物。
2. 急性風濕性關節炎或慢性風濕性關節炎急性發作時,應臥床休息2～3週。
3. 風濕性關節炎患者如有球菌,應積極徹底的治療。抗生素以青黴素為首選。

操作手法

1. 指壓穴位

點揉地五會、崑崙、大鍾、俠谿、太衝、足趾平、15號穴，各2至3分鐘。

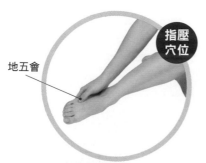

地五會

指壓穴位

2. 按摩反射區

以拇指指端點法為主、拇指關節刮法、雙指關節刮法、拳刮法、拇指推法為輔，作用於相應反射區，以局部脹痛為佳。

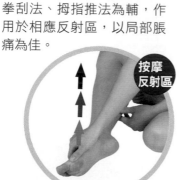

按摩反射區

3. 刺激反射區

按揉足部各小關節至踝關節，重按足底側背側蹠骨間隙，或是捻拔搖各趾及踝關節。

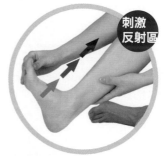

刺激反射區

4. 舒緩足部

此病按摩手法宜輕巧靈活，若有其他症狀也可配合相應穴區，同時舒緩足部。

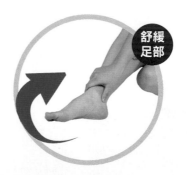

舒緩足部

嚴選足浴配方

藥材：棗大小一塊的薑。

用法：放入水中煮開，待其冷卻後浴足，適用初起風寒感冒、風濕、類風濕、關節病。

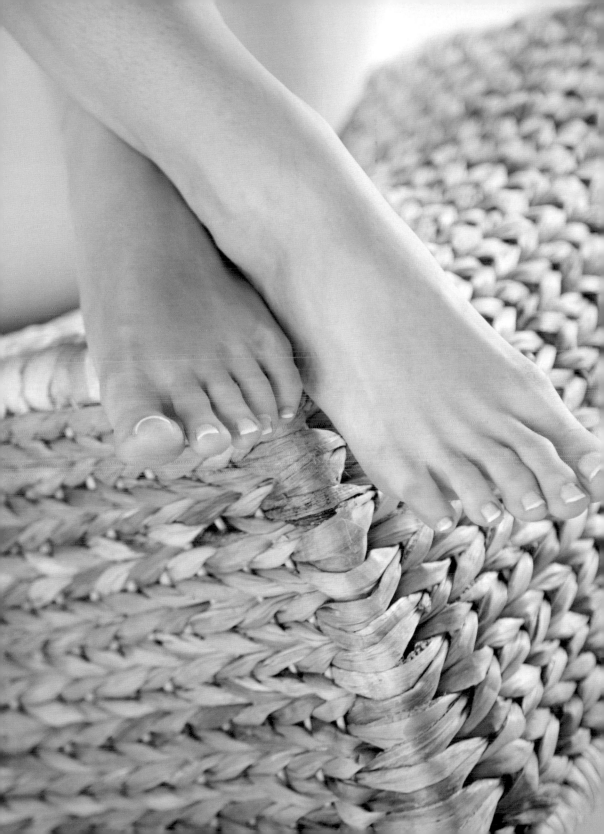

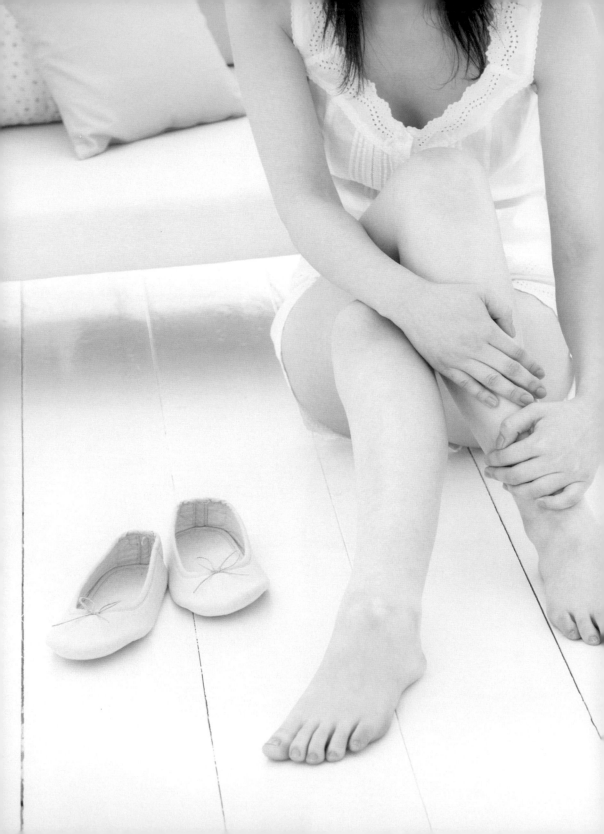

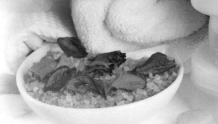

第十章 10 CHAPTER

女性必備的足部按摩療法

不論是成熟女性，還是青春期少女，一定都會遇到經痛、月經失調、經期頭痛、經期乳脹……等困擾，而懷孕婦女也會經歷胎動不安、懷孕害喜、產後便祕……等症狀，對於月經不順的女性，利用足部自然療法能夠舒緩腹部不適，而有孕在身的女性，通常不建議用力刺激相關反射區，以輕柔手法按摩即可。

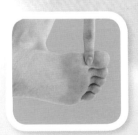
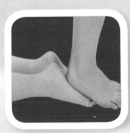
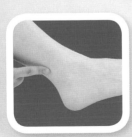
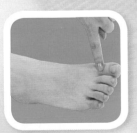

經痛

分為原發性與繼發性經痛兩種

水泉為主要重點穴。

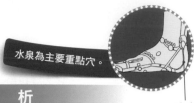

水泉

疾病解析

經痛是指婦女在經期或行經前後，出現週期性小腹疼痛、腰痠不適，或痛引腰骶，甚至劇痛昏厥者。本病以年輕女子較為多見，同時可見月經量少，或者經行不暢、經血紫暗有淤塊、腰膝無力……等症狀。按照病因可分為原發性經痛和繼發性經痛兩種。

有效反射區

按摩大腦（頭部）、腦垂體、小腦及腦幹反射區可以提升神經反射作用，刺激腎臟、輸尿管、膀胱、副甲狀腺、肝臟、心臟、脾臟反射區，可以讓毒素經由血液快速排出，而有效緩解經痛症狀的反射區為生殖腺、子宮。

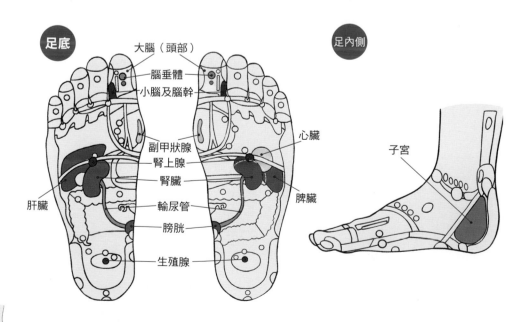

足底

大腦（頭部）
腦垂體
小腦及腦幹
副甲狀腺
腎上腺
腎臟
肝臟
輸尿管
膀胱
生殖腺
心臟
脾臟

足內側

子宮

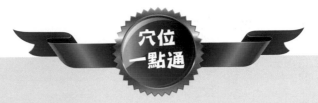

主要按摩的穴位爲水泉，再搭配湧泉、大敦、太衝、行間、公孫、足通谷，可以舒緩經痛不適，若出現腰痠不適、經行不暢的情況，再加上28號穴、平痛能夠改善上述症狀。

經穴
湧泉、大敦、太衝、行間、公孫、水泉、足通谷

奇穴
28號穴、平痛

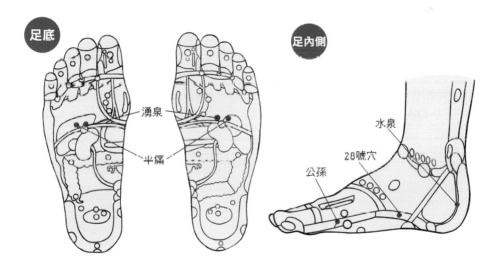

足底

湧泉

平痛

足內側

水泉

28號穴

公孫

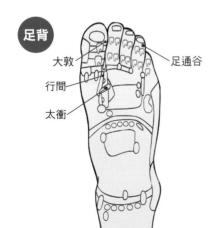

足背

大敦

足通谷

行間

太衝

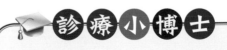

診療小博士

1. 若患者腹部劇痛時，應臥床休息，如出現面色蒼白、肢冷出汗的症狀，應立即平臥、保暖，必要時需到醫院就診。
2. 保持外陰部清潔，月經期間要避免激烈運動及過度勞累。

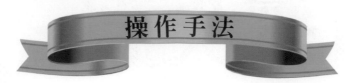

操作手法

1. 指壓穴位

用力點水泉、湧泉、大敦、太衝、行間、公孫、足通谷、28號穴，掐點足底平痛穴。

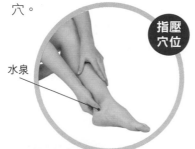

指壓穴位

水泉

2. 按摩反射區

以食指指間關節點法為主，按法、拳刮法、拇指推法、擦法、拍法為輔，各操作3至5分鐘，重點在生殖腺、子宮、腎臟反射區。

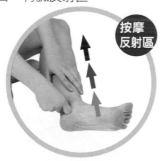

按摩反射區

3. 刺激反射區

重點足跟，捻搖各指，以食指關節刺激生殖腺反射區。

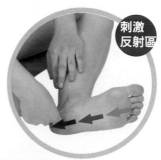

刺激反射區

4. 舒緩足部

發病時的按摩手法應有力深透，平時可以適度手法操作達到保健預防的作用。

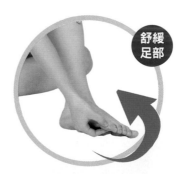

舒緩足部

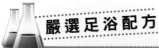

嚴選足浴配方

藥材：益母草30克、菊花15克、黃芩15克、夜交藤15克。

用法：1.將益母草、菊花、黃芩、夜交藤倒入水中，水煎煮汁。

2.待水溫降至身體可以負荷的溫度時，把足部放入，每日1次，每次30分鐘。

月經失調

分 為 月 經 提 前 、 推 遲 與 亂 經

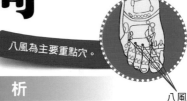

八風為主要重點穴。

八風

疾 病 解 析

月經失調是指月經週期、經量、經質、顏色異常。其中月經週期
提前7天以上，甚至一個月2次，稱為月經提前；月經週期推遲7天
以上，甚至40～50天以上才來一次，稱為月經延遲；月經週期或
提前或延後7天以上者，稱為亂經，全身性疾病、營養失調、精神
過度緊張都會導致月經失調。

有效反射區

按摩大腦（頭部）、小腦及腦幹、腦垂體反射區可以促進腦神經恢復正常，
按摩腎上腺、腎臟、輸尿管、膀胱、甲狀腺反射區可以讓毒素排出體內，能
改善月經失調的反射區是生殖腺、子宮、腹腔神經叢、腰椎、骶骨。

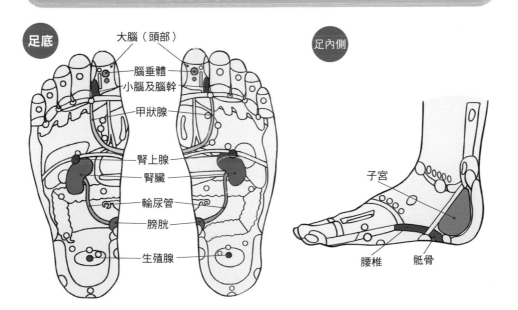

足底

大腦（頭部）
腦垂體
小腦及腦幹
甲狀腺
腎上腺
腎臟
輸尿管
膀胱
生殖腺

足內側

子宮
腰椎
骶骨

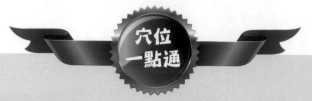

穴位一點通

主要按摩的穴位為八風，若出現一個月來2次、月經延遲、經期紊亂的情況，可以搭配位於經絡上的太谿、太衝、行間、然谷、照海、公孫、水泉，能夠讓月經失調的症狀逐漸改善。

經穴
太谿、太衝、行間、然谷、照海、公孫、水泉

奇穴
八風

足內側

足背

八風
行間
太衝

太谿
水泉
照海
公孫
然谷

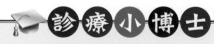

診療小博士

1. 經期要防寒避濕，避免淋雨、涼水、游泳、喝冷飲……等受寒的行為。尤其要防止下半身受涼，一定要注意保暖。
2. 多吃胡蘿蔔、豆芽、番茄、瘦肉、動物肝臟……等富含維生素A、C和蛋白質的食物。

操作手法

1. 指壓穴位

點掐八風，點揉太谿、太衝、行間、然谷、照海、公孫、水泉穴，各1至3分鐘。

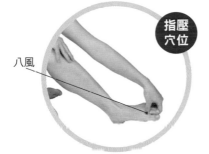

指壓穴位

八風

2. 按摩反射區

以食指關節刮法為主、拇指關節刮法、按法、雙指關節刮法、拳刮法、拇指推法為輔，作用於相應反射區，各操作3至5分鐘，以局部脹痛為佳。

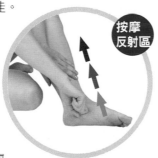

按摩反射區

3. 刺激反射區

用手摩擦足心、足跟，並且以手掌刺激子宮、卵巢反射區，促進代謝。

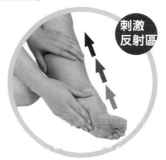

刺激反射區

4. 舒緩足部

患此病者，按摩手法宜中度而持續，平時可以多按壓相關反射區，不但能舒緩足部，還能達到保健效果。

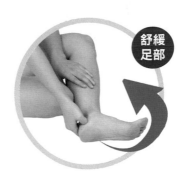

舒緩足部

嚴選足浴配方

藥材：丹參、益母草、制香附各30克。

用法：1.將丹參、益母草、制香附倒入水中，待藥材泡開。

2.待水溫降至身體可以負荷的溫度時，把足部放入，每日1次，每次30分鐘。

倒經

通常在經期出現鼻血或吐血症狀

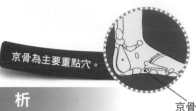

京骨為主要重點穴。

京骨

疾　病　解　析

在行經前1～11天，或正值經期，或在經後，出現規律性的衄（ㄋㄩˋ）血，甚至口中吐血者，稱倒經，又叫代償性月經。表現除陰道流血外，鼻子（或口腔）也會流少量的血，持續天數不等，多發生於月經來潮前1～2天或行經期間，並且伴隨全身不適、精神不濟的狀態，也像月經來潮一樣具有週期性。

有效反射區

按摩腦垂體反射區可以促進腦神經恢復正常功能。按摩腎臟、腎上腺、輸尿管、膀胱、甲狀腺反射區可以幫助新陳代謝，而能夠改善倒經症狀的反射區是生殖腺、子宮、腹腔神經叢、腰椎、骶骨。

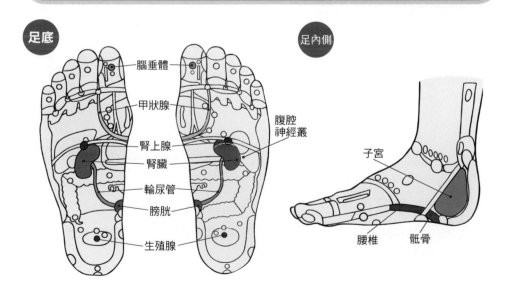

足底

足內側

腦垂體

甲狀腺

腹腔
神經叢

腎上腺

腎臟

子宮

輸尿管

膀胱

腰椎

骶骨

生殖腺

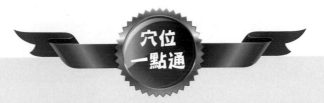

主要按摩的穴位爲京骨，再搭配位於經絡上的內庭、崑崙、足通谷、至陰，可以舒緩倒經所產生的不適，若出現口中吐血、鼻腔出血的情況，再加上再生、膀胱穴能夠改善上述症狀。

經穴
內庭、崑崙、京骨、足通谷、至陰

奇穴
再生、膀胱穴

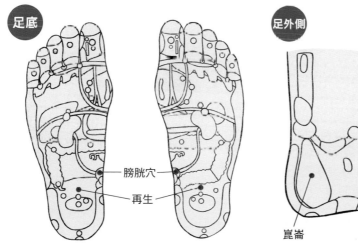

足底

膀胱穴
再生

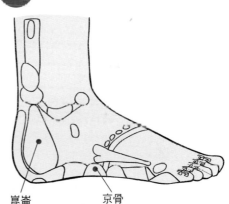

足外側

崑崙　京骨

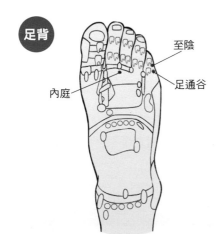

足背

至陰
足通谷
內庭

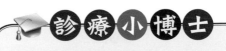

診療小博士

1. 患有倒經的年輕女性，生活要有規律，保持心情愉快，最好到醫院檢查。若是子宮出現異位症，那麼應該做進一步的治療。

2. 在經期要避免劇烈運動和精神刺激。並且多吃蔬菜、水果和富含維生素的食物，忌食辛辣……等刺激性強的食物。

操作手法

1. 指壓穴位

持續點揉內庭、崑崙、京骨、通谷、至陰、再生、膀胱穴，各1至3分鐘。

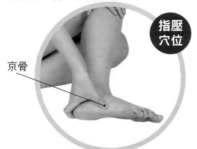

京骨

指壓穴位

2. 按摩反射區

持續用拇指指端點法、食指指間關節點法、拇指關節刮法、按法、食指關節刮法、拳刮法、拇指推法等用於相應反射區，各操作3至5分鐘，以局部脹痛為佳。

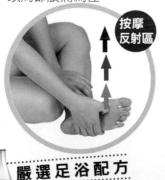

按摩反射區

3. 刺激反射區

患病期間，可常用濕熱毛巾擦足。平時按摩也可達到防治調整的目的。

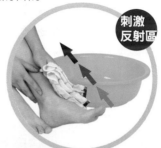

刺激反射區

4. 舒緩足部

用手摩擦足心、足跟，患此病者，按摩手法宜迅速深透，同時以舒緩的手法揉捏足部。

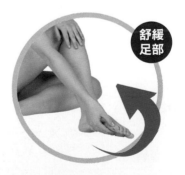

舒緩足部

嚴選足浴配方

藥材：藕節適量。

用法：1.將蓮藕節放入水中，煮至水沸。

2.待水溫降至身體可以負荷的溫度時，把足部放入，每日1次，每次30分鐘。

經期頭痛

通常在行經前後出現頭痛、目眩症狀

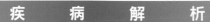

太衝為主要重點穴。

太衝

疾　病　解　析

經期頭痛是指每逢經期，或行經前後，出現頭痛的現象，可兼見頭暈、目眩、心悸乏力或口苦心煩、小腹疼痛的症狀。多見於育齡期婦女，亦可見於更年期尚未結束者。平時易頭痛，而經行加劇者，需進一步檢查，以排除腦部器質性病變的情況產生。

有效反射區

按摩大腦（頭部）、腦垂體反射區可以提升神經反射作用，按摩腎臟、輸尿管、膀胱、脾臟、肝臟、甲狀腺反射區能夠使毒素快速排出體內，而有效改善經期頭痛的反射區為下腹部、子宮、腹部神經叢。

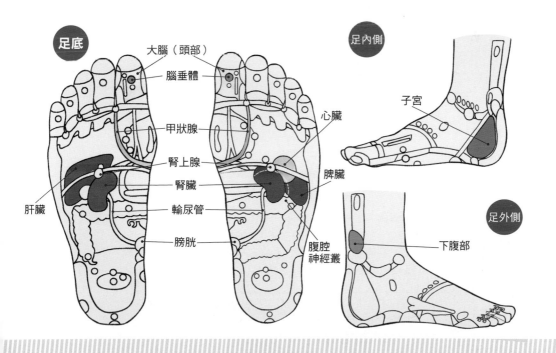

足底　　大腦（頭部）　腦垂體　心臟　甲狀腺　腎上腺　腎臟　脾臟　輸尿管　膀胱　肝臟　腹腔神經叢

足內側　子宮

足外側　下腹部

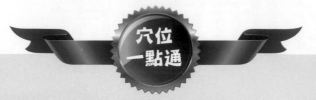

主要按摩的穴位為太衝，再搭配湧泉、解谿、陷谷，可以舒緩經期頭痛所產生的不適，若出現頭暈、頭痛、心悸乏力、小腹疼痛的情況，再加上24號穴、26號穴能夠改善上述症狀。

經穴
湧泉、解谿、太衝、陷谷

奇穴
24號穴、26號穴

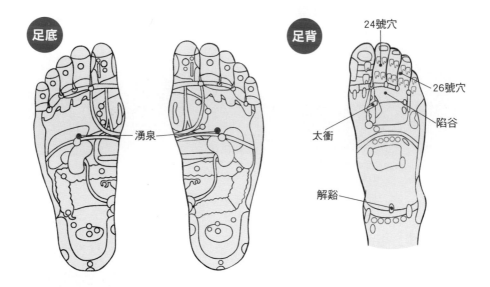

足底

足背

湧泉

24號穴

26號穴

陷谷

太衝

解谿

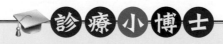

1. 如果有頑固性頭痛，並伴隨噁心嘔吐，特別是經期後持續頭痛就應該進一步檢查。
2. 情緒抑鬱急躁、發怒都可誘發或加重本病。平時應注意調節情緒，保持樂觀。這樣可以防止肝火引起的頭痛。

操作手法

1. 指壓穴位

按揉湧泉、解谿、太衝、陷谷、24號穴、26號穴，各2分鐘左右。

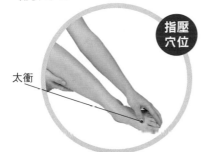

太衝

指壓穴位

2. 按摩反射區

持續用拇指指端點法、食指指間關節點法、拇指關節刮法、按法、食指關節刮法、拳刮法、拇指推法等作用於相應反射區，各操作3至5分鐘，以局部脹痛為佳。

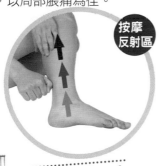

按摩反射區

3. 刺激反射區

搖拔各趾，摩擦足心及足跟，多刺激內外踝的相關反射區。

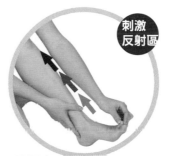

刺激反射區

4. 舒緩足部

發病時按摩手法宜有力深透，平時則應適中，透過足底按摩來舒緩足部，治療經期頭痛。

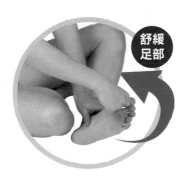

舒緩足部

嚴選足浴配方

藥材：磁石、石決明、黨參、黃芪、當歸、桑枝、枳殼、蔓荊子、白蒺藜、白芍、炒杜仲、牛膝各10克，獨活20克

用法：將上述藥材水煎取汁1500毫升，加入溫水用蒸汽足浴盆浸泡雙足，每日1次。

經期乳脹

通常在月經來臨前產生症狀

行間為主要重點穴。

行間

疾病解析

經期乳脹是指婦女每到行經前或正值經期、經後，出現乳房腫脹，或乳頭發癢疼痛，甚至不能觸碰衣物的症狀。同時多伴隨胸肋脹悶，喜嘆息，或目澀，口乾舌燥，五心煩熱的症狀。是性徵成熟女性的常見病。經期乳脹往往在月經來臨前3～7天發生。

有效反射區

按摩大腦（頭部）、腦垂體反射區可以提升神經反射作用，按摩腎上腺、腎臟、肝臟、淋巴腺反射區可以讓毒素快速排出體內，而能夠舒緩經期乳脹的反射區是胸（乳房）、頸、心臟、生殖腺。

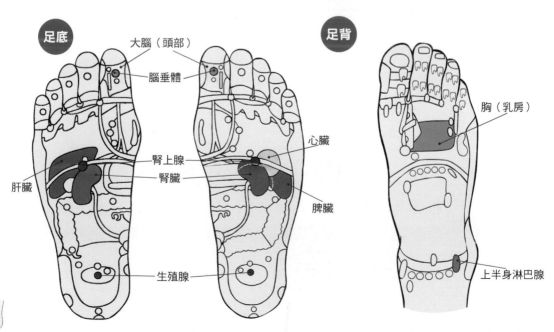

足底

大腦（頭部）
腦垂體
心臟
腎上腺
腎臟
肝臟
脾臟
生殖腺

足背

胸（乳房）
上半身淋巴腺

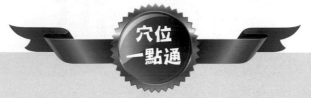

主要按摩的穴位為行間，在經期若出現乳房腫脹、乳頭發癢疼痛、口乾舌燥、胸肋脹悶的情況，再搭配位於經絡上的湧泉、太衝，可以舒緩經期乳脹所產生的不適感。

經穴
湧泉、行間、太衝

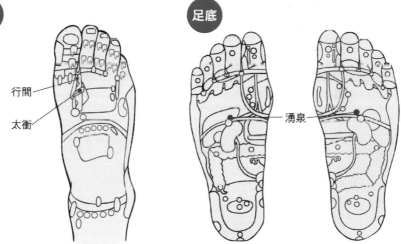

足背

行間

太衝

足底

湧泉

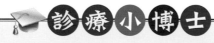

1.注意乳房保護，選擇合適的胸罩，並積極治療乳房疾病，進行乳房保健按摩。

2.飲食和生活有規律，多吃具有行氣通經的食物，像是橘子、絲瓜、荔枝、山藥……等，忌食刺激性食物。

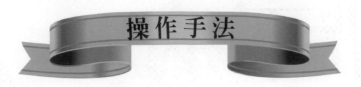

操作手法

1. 指壓穴位

點按行間、湧泉、太衝,各2至3分鐘。

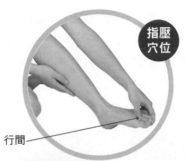

指壓穴位

行間

2. 按摩反射區

以拇指推法為主,拇指指端點法、拇指關節刮法、按法、食指關節刮法、雙指關節刮法、擦法、拍法為輔,作用於相應反射區,各操作3至5分鐘。

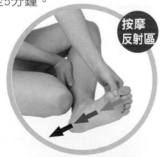

按摩反射區

3. 刺激反射區

在按摩操作中,可配合頭部、胸部的相應穴區,亦可配合進行深呼吸、擴胸動作。

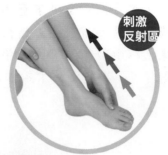

刺激反射區

4. 舒緩足部

按摩手法應由輕至重,可以食指關節刮法舒緩足跟部,按摩生殖腺反射區。

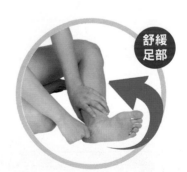

舒緩足部

⚠ 經期乳脹的可能病症

研究發現,許多不孕症的婦女長期有乳房脹痛的現象,他們的雌激素和孕激素時常分泌不平均,也有乳癌患者在罹患癌症前,就出現乳房脹痛的問題卻置之不理,假如長期有乳房脹痛的現象,千萬要提高警覺,以免耽誤就醫時間。

帶下病

以 白 帶 、 青 帶 、 黃 帶 最 常 見

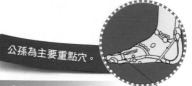

公孫為主要重點穴。

公孫

疾 病 解 析

帶下病是指女子帶下量明顯增多、色、質，臭氣異常；或納少便溏，兩足浮腫；或腰痠怕冷，小便清長；或腹痛便乾等症狀，臨床上以白帶、青帶、黃帶為常見。在發育成熟期或經期前後、經期間、妊娠期間帶下均可增多，這是正常生理現象。

有效反射區

按摩人腦（頭部），腦垂體反射區可以提升神經反射作用，按摩腎上腺、腎臟、胃、小腸、輸尿管、膀胱反射區能夠讓毒素快速排出體內，而有效改善帶下病的反射區為生殖腺、子宮。

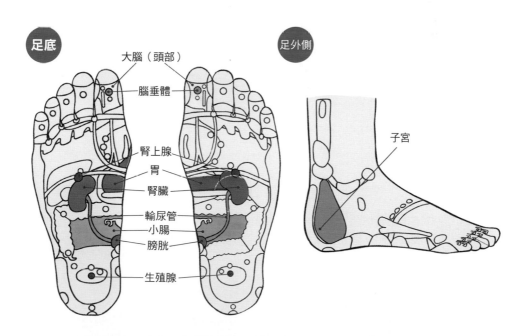

足底

大腦（頭部）

腦垂體

腎上腺

胃

腎臟

輸尿管

小腸

膀胱

生殖腺

足外側

子宮

主要按摩的穴位爲公孫，在發育成熟期或經期前後，帶下均會增多，此爲正常現象。不過，若出現帶下莫名增多，色、質、氣味異常；或是兩足浮腫、腰痠怕冷的情況，再搭配位於經絡上的照海，可以舒緩帶下病所產生的不適感。

經穴
照海、公孫

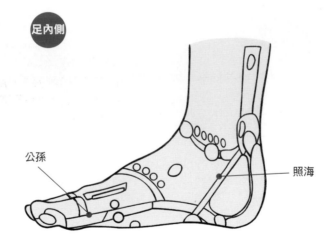

足內側

公孫

照海

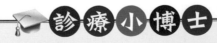

1.平時應積極參加體育鍛煉，增強體質，下腹部要注意保暖。
2.飲食要有節制，避免傷及脾胃。
3.經期禁止游泳，防止病菌上行感染。洗澡盡量淋浴，廁所改為蹲式，以防止交叉感染。

操作手法

1. 指壓穴位

持續點揉公孫、照海穴， 各
3分鐘。

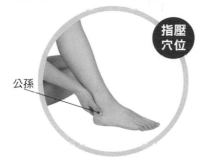

指壓
穴位

公孫

3. 刺激反射區

用力摩擦足心，拔搖各趾。不
斷刺激各個反射區。

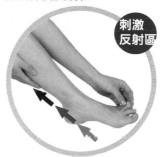

刺激
反射區

2. 按摩反射區

以拇指推法為主，拇指指端
點法、拇指關節刮法、按
法、擦法、拍法為輔，作用
於相應反射區，各操作3至5
分鐘。

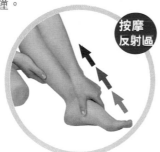

按摩
反射區

4. 舒緩足部

按摩手法宜持續，用力適中，
如有相應症狀也可增加穴區調
整治療。

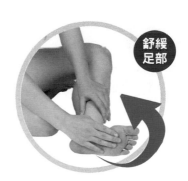

舒緩
足部

！ 由症狀看「帶下病」

1. 赤白辨氣血：白帶量多，多屬氣虛之證，應責之於脾。赤帶著眼於血，
   要與經血辨別。
2. 黃白辨寒熱：一般來說白帶清稀為虛寒，黃帶稠密而厚屬實熱。黃色越
   深，則邪熱越甚。
3. 初久辨虛實：久病屬虛，而初患帶下病，要找原因，應考慮到肝火、溼
   熱、陰道滴蟲、黴菌……等原因。

胎動不安

懷 孕 初 期 常 見 的 少 量 出 血

至陰為主要重點穴。

至陰

疾 病 解 析

又稱胎漏。臨床常見懷孕期陰道少量出血，持續時間數日或數週，時下時上。也可表現為懷孕期僅有腰痠腹痛，或下腹墜脹，或伴有陰道少量出血的症狀，若症狀加劇，可能會導致「流產」、「胎死腹中」……等情形發生。

有效反射區

按摩大腦（頭部）、腦垂體反射區可以提升神經反射作用，按摩腎臟、腎上腺、輸尿管、膀胱、胃、小腸反射區，可以使毒素排出體內，有效改善胎動不安的反射區為子宮、下腹部。

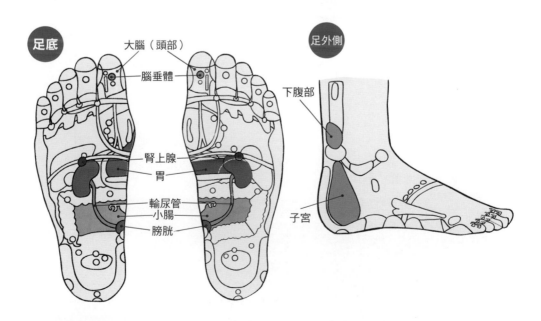

足底

大腦（頭部）
腦垂體

腎上腺
胃
輸尿管
小腸
膀胱

足外側

下腹部

子宮

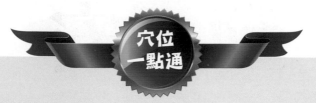

主要按摩的穴位為至陰，某些孕婦的身體比較虛弱，在懷孕初期可能會有少量出血數日、數週的情況產生。若是出現腰痠腹痛、大量出血的症狀，再搭配位於經絡上的湧泉、至陰，可以舒緩腹部的不適感，但是一定要去看醫生。

經穴

湧泉、太谿、至陰

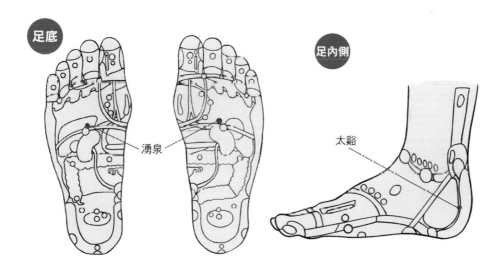

足底

湧泉

足內側

太谿

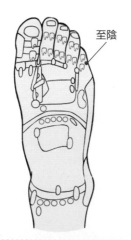

足背

至陰

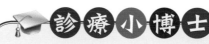

診療小博士

造成胎動不安的主要原因有：遺傳基因的缺陷、外界不良因素的影響，內分泌功能失調、生殖器官畸形、母子血型不合。中醫認為此症主要與腎氣不足、氣血虛弱、氣鬱、外傷等因素有關。大部分胎動不安都是因為勞累過度或體質虛弱導致的。

操作手法

1. 指壓穴位

按揉至陰、太谿、湧泉，各
1至2分鐘。

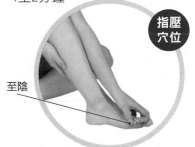

指壓
穴位

至陰

2. 按摩反射區

以拳刮法為主，拇指指端點
法、食指指間關節點法按
法、拇指推法、擦法、拍法
為輔，作用於相應反射區，
各操作3至5分鐘，以局部脹
痛為佳。

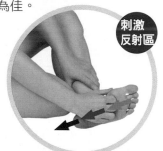

刺激
反射區

3. 刺激反射區

除按摩外，也可於相應穴區使
用艾炙。

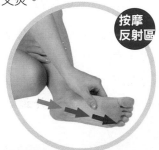

按摩
反射區

4. 舒緩足部

按摩手法一定要迅速靈活、輕
巧，不能突然用力。同時依照
病情嚴重與否及時到專科診
治。

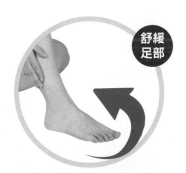

舒緩
足部

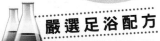

嚴選足浴配方

藥材：當歸、紅花、蘇木、澤蘭、伸筋草、黃芩適量。
用法：1.將當歸、紅花、蘇木、澤蘭、伸筋草、黃芩放入水中煮汁。
　　　2.待水溫降至身體可以負荷的溫度時，把足部放入，每日1次，可
　　　以舒緩胎動不安的現象。

胎位不正

應該及時糾正胎位，才能順利分娩

至陰為主要重點穴。

至陰

疾病解析

胎兒分娩前，以頭前位占絕大多數，頭部先露為正常胎位。除此之外，頭部後位、臀位、橫位、臂位均屬胎位不正。如果在產前檢查時發現，應及時糾正胎位，以免生產時出現難產狀況。所以在分娩前使胎兒處於正常體位是保證順利分娩的條件之一。

有效反射區

按摩大腦（頭部）、腦垂體反射區可以提升神經反射作用，按摩腎上腺、腎臟、脾臟、輸尿管、膀胱、胃、小腸、淋巴腺反射區可以使毒素由各個器官排出體外，而按摩生殖腺反射區有機會改善胎位不正的狀況。

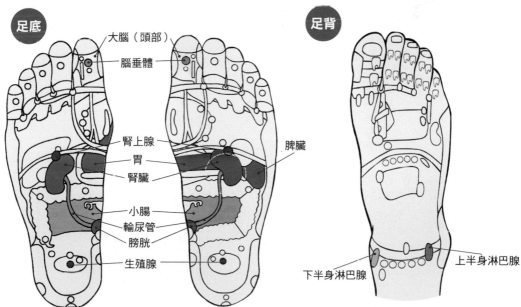

足底

大腦（頭部）
腦垂體
腎上腺
胃
腎臟
脾臟
小腸
輸尿管
膀胱
生殖腺

足背

下半身淋巴腺
上半身淋巴腺

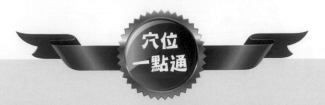

主要按摩的穴位為至陰，在分娩前發現胎兒的位置不是頭部先露，而是足部、臀、臂先露出，再搭配位於經絡上的湧泉，可以預防胎位不正的情況發生，假如到懷孕後期才發現胎位不正，一定要去看醫生，想辦法糾正胎位。

經穴

至陰、湧泉

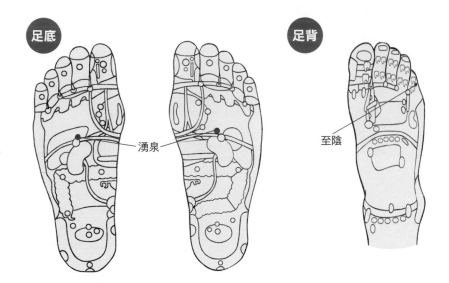

足底　　　　　　　　　　　　　　足背

湧泉

至陰

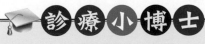

1.羊水過多或孕婦腹壁鬆弛，會使胎兒在宮腔內的活動範圍過大。

2.子宮畸形、胎兒畸形、多胎、羊水過少……等，會使胎兒在宮腔內的活動範圍變小。

操作手法

1. 指壓穴位

擦捻足部至陰、湧泉至發熱，亦可熏灸。

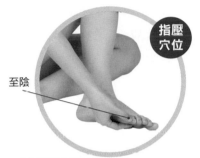

指壓穴位

至陰

2. 按摩反射區

以拇指推法為主，拇指指端點法、食指指間關節點法、按法、食指關節刮法、雙指關節刮法為輔，作用於相應反射區，以局部脹痛為佳。

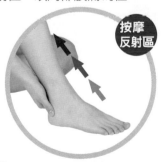

按摩反射區

3. 刺激反射區

擦熱足心，摩擦足跟。可用溫熱水浴足底再按摩，因為被按摩者為孕婦，不宜過度刺激。

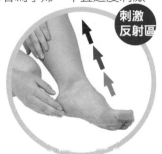

刺激反射區

4. 舒緩足部

注意足底保溫，手法宜輕快，不能重滯用力過猛。按摩時患者宜放鬆精神，不要過分緊張，才有療效。

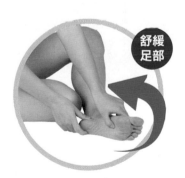

舒緩足部

嚴選足浴配方

藥材：白朮、黃芩、茯苓各20克。

用法：1.將白朮、黃芩、茯苓放入水中，水煎煮汁。

2.待水溫降至身體可以負荷的溫度時，把足部放入，每日2次，每次30分鐘。

懷孕害喜

懷孕初期所出現噁心、想吐的症狀

衝陽為主要重點穴。

衝陽

疾 病 解 析

在懷孕的初期，如果早晨出現想要噁心嘔吐、頭暈厭食、倦怠，或嘔吐酸水、苦水、胸滿脅痛、噯氣歎息、口苦心煩的症狀為常有的反應。有少數孕婦反應嚴重，噁心嘔吐頻繁，不能進食，以致影響身體健康。一般3個月後逐漸消失。

有效反射區

按摩大腦（頭部）、腦垂體反射區可以提升神經反射作用，按摩腎臟、腎上腺、輸尿管、膀胱、心臟、肝臟反射區能夠讓毒素快速排出體內，而有效改善害喜症狀的反射區為胸（乳房）、腹腔神經叢、內耳迷路。

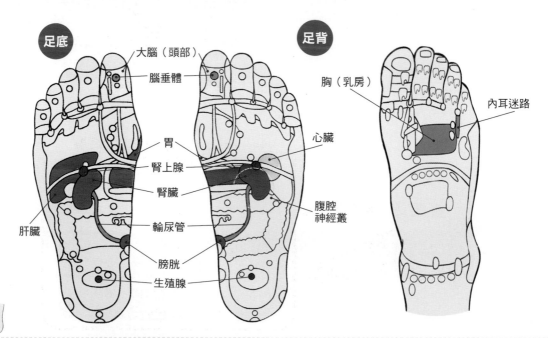

足底

大腦（頭部）
腦垂體
胃
腎上腺
腎臟
肝臟
輸尿管
膀胱
生殖腺

足背

胸（乳房）
內耳迷路
心臟
腹腔神經叢

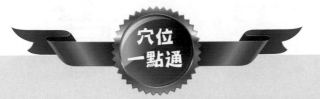

穴位一點通

主要按摩的穴位為衝陽，再搭配太白、隱白、厲兌、內庭，可以緩解懷孕害喜所產生的不適，若出現噁心想吐、頭暈厭食、倦怠的情況，再加上8號穴、10號穴、19號穴能夠改善上述症狀。

經穴
衝陽、太白、隱白、厲兌、
內庭

奇穴
8號穴、10號穴、19號穴

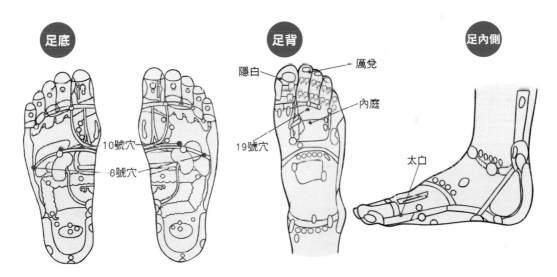

足底

10號穴
8號穴

足背

隱白
厲兌
內庭
19號穴

足內側

太白

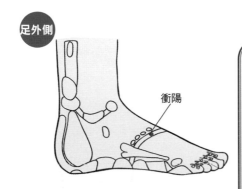

足外側

衝陽

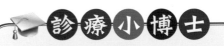

診療小博士

1.由於激素刺激，胎盤分泌的雌激素會引起嘔吐中樞的興奮而發生嘔吐，多胎懷孕婦女發生嘔吐的機率要比單胎懷孕婦女大得多，症狀也更嚴重。

2.精神緊張和神經功能不穩定的婦女更容易發生嘔吐。甚至要靠輸液來維持生命的狀況。此外，異位妊娠、葡萄胎、妊娠高血壓綜合症也容易引起嘔吐。

操作手法

1. 指壓穴位

按揉衝陽、太白、隱白、
厲兌、內庭、8號穴、10號
穴、19號穴，各1至2分鐘。

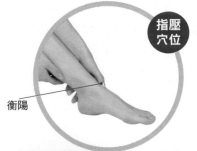

指壓
穴位

衝陽

2. 按摩反射區

以食指指間關節點法為主，
拇指關節刮法、按法、拳刮
法、拇指推法、擦法、拍法
為輔，各操作3至5分鐘，以
局部脹痛為佳。

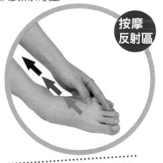

按摩
反射區

3. 刺激反射區

擦熱足心。按摩前應先用淨水
浴足。按摩時的手法要持續和
緩，以免對胎兒造成不良影
響。

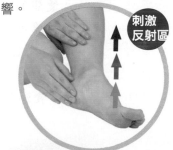

刺激
反射區

4. 舒緩足部

按摩前應先用淨水浴足。按摩
時的手法要持續和緩，以免對
胎兒造成不良影響。

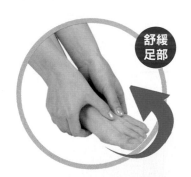

舒緩
足部

⚠ 懷孕害喜的可能益處

美國科學家最近發表1項研究，從來未在早上晨吐的孕婦，其小產機會比
曾經有此經驗的孕婦高出1倍以上。美國康奈爾大學的教授綜合了16個國
家的研究，發現有1成不會晨吐的孕婦會出現小產，而不時作嘔的孕婦，
只有4%的機率會失去胎兒。初步推斷，從未晨吐的孕婦，其小產機會比
曾經害喜的孕婦超出1倍。

產後便祕

產 後 數 日 難 以 排 便 的 症 狀

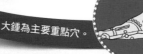

大鍾為主要重點穴。

大鍾

疾 病 解 析

產後便祕指產後大便艱澀，或數日不解或排便時乾燥疼痛，難以解出。是產後失血，津液消耗不能滋潤腸道，以致腸燥難便。大多數孕婦在產後頭幾天往往會發生便祕，如果因恐懼而不敢進食，會引響孕婦的健康。這雖不是大病，但是會造成孕婦不舒服，還會引起腹脹，食慾下降。

有效反射區

按摩大腦（頭部）反射區可以提升神經反射作用，按摩腎上腺、腎臟、輸尿管、膀胱、脾臟、肝臟、胰臟、生殖腺、淋巴腺反射區能夠讓毒素快速排出體內，而有效改善產後便祕的反射區為胃、十二指腸、小腸、直腸、肛門、腹腔神經叢、橫結腸、降結腸。

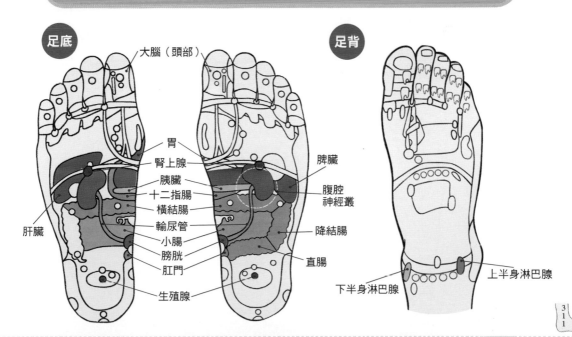

足底

大腦（頭部）

足背

胃
腎上腺
胰臟
十二指腸
橫結腸
輸尿管
小腸
膀胱
肛門
生殖腺
肝臟

脾臟
腹腔神經叢
降結腸
直腸

上半身淋巴腺
下半身淋巴腺

穴位一點通

主要按摩的穴位為大鍾，再搭配湧泉、大敦、行間、照海、大鍾，可以緩解產後便祕所造成的不適，若出現大便艱澀、腹脹、食慾下降的情況，再加上爐底三針能夠改善上述症狀。

經穴
湧泉、大敦、行間、照海、大鍾

奇穴
爐底三針

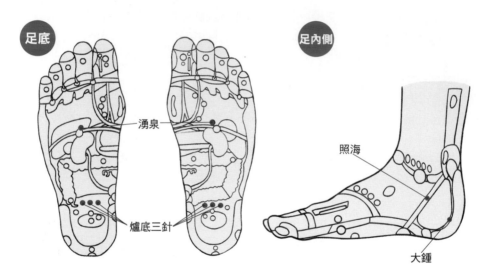

足底

湧泉

爐底三針

足內側

照海

大鍾

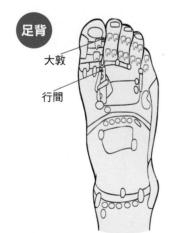

足背

大敦

行間

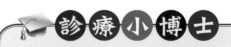

診療小博士

1.解除生活壓力，多喝水，一天喝2000毫升是有益的，同時養成良好排便習慣。
2.多吃高纖維食物，避免精製食品或加工食品，多運動，可以促進腸胃蠕動。

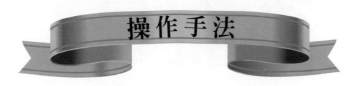

操作手法

1. 指壓穴位

持續按揉大鍾、大敦、行間、照海、湧泉、爐底三針穴,各2分鐘。

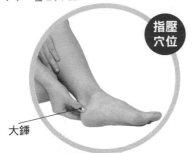

指壓穴位

大鍾

2. 按摩反射區

以拳刮法為主,食指指間關節點法、拇指關節刮法、按法、食指關節刮法、雙指關節刮法、拇指推法為輔,作用於相應反射區,各操作3至5分鐘。

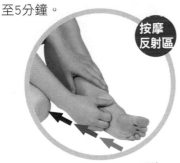

按摩反射區

3. 刺激反射區

用手摩擦足心。反覆持續操作,手法適中。

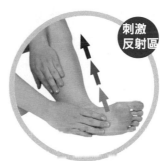

刺激反射區

4. 舒緩足部

需要特別提示的是,在按摩十二指腸……等腸反應區時,要依照腸的蠕動方向對反射區進行點揉。

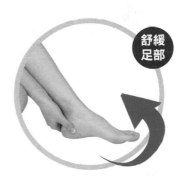

舒緩足部

⚠ 導致產後便祕的原因

1. 由於產後期胃腸功能減弱,腸蠕動慢,食物在腸內停留的時間長,使水分吸收,造成大便乾結。
2. 經過妊娠後,腹部過度膨脹,使腹部肌肉和骨盆鬆弛,排便力量減弱。
3. 飲食結構不合理,蔬菜、水果吃得少。產後人體虛弱,排便力量減弱。

產後血暈

孕婦產後，不能坐起、不醒人事

申脈為主要重點穴。

申脈

疾病解析

孕婦分娩以後，突然頭暈眼花，不能坐起或心胸鬱悶，噁心嘔吐，痰湧氣急，心煩不安；嚴重者面色蒼白，冷汗淋漓，猝然暈厥，心悸、憒（ㄎㄨㄟˋ）悶不適，甚至不醒人事，四肢冰冷，舌淡無苔，脈微欲絕或浮大而虛。

有效反射區

按摩大腦（頭部）反射區可以提升神經反射作用，按摩腎上腺、腎臟、膀胱、脾臟、淋巴腺、胰臟、十二指腸、肺及支氣管反射區能夠使毒素快速排出體內，而有效改善產後血暈的反射區為生殖腺、腹腔神經叢、內耳迷路、頸。

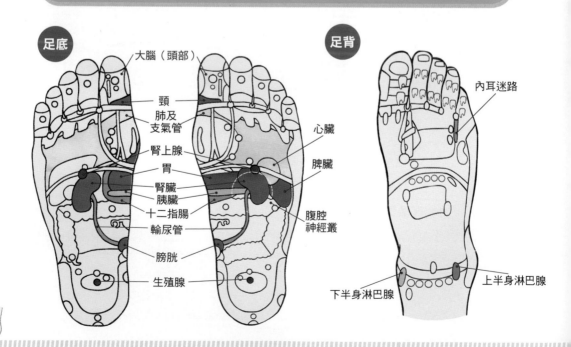

足底

大腦（頭部）
頸
肺及支氣管
腎上腺
胃
腎臟
胰臟
十二指腸
輸尿管
膀胱
生殖腺
心臟
脾臟
腹腔神經叢

足背

內耳迷路
下半身淋巴腺
上半身淋巴腺

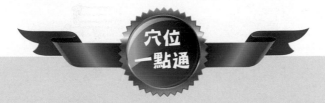

主要按摩的穴位為申脈，再搭配位於經絡上的太衝、足通谷、崑崙、湧泉，可以緩解產後血暈所產生的不適，若出現頭昏眼花、噁心想吐的情況，再加上3號穴、8號穴能夠改善上述症狀。

經穴
太衝、申脈、足通谷、崑崙、湧泉

奇穴
3號穴、8號穴

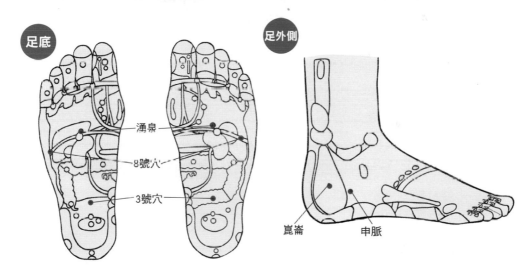

足底

湧泉
8號穴
3號穴

足外側

崑崙　　申脈

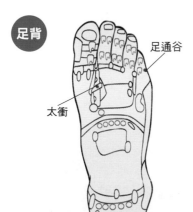

足背

足通谷
太衝

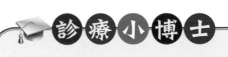

診療小博士

1.生產時失血過多，心神失養，導致氣虛血脫。
2.氣血淤滯，擾亂心神，而導致血暈。

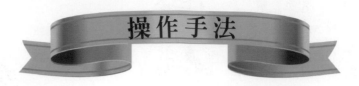

操作手法

1. 指壓穴位

持續點揉申脈、太衝、通谷、崑崙、湧泉、8號穴、3號穴，各1至2分鐘。

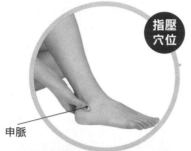

指壓穴位

申脈

2. 按摩反射區

以擦法為主，拇指指端點法、拇指關節刮法、按法、食指關節刮法、雙指關節刮法為輔，作用於相應反射區，各操作3至5分鐘。

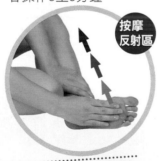

按摩反射區

3. 刺激反射區

揉足跟、擦足心，足跟及內外踝部至熱，可用足部踩法施於足跟……等部位。

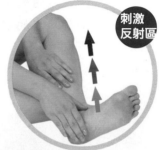

刺激反射區

4. 舒緩足部

可以中等力道持續操作，緩解後可於胃、腎臟、生殖腺反復操作，手法適中以鞏固療效。

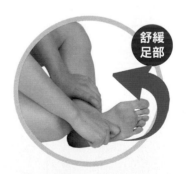

舒緩足部

⚠ 產後血暈的種類

1. 血虛氣虛導致血暈：其主要症狀是頭暈眼花、神志昏迷、唇白面青、心慌肢冷、身出冷汗。此時宜滋補氣血，益氣固血。

2. 阻器官型血暈：其主要症狀是產後月經不來或者量少，胸部陣痛，甚至氣粗喘促，不醒人事，雙手握拳，牙關緊閉，面色黃暗，唇舌發白。此時應及時到醫院就診。

盆腔炎

婦女生殖器官發生炎症的總稱

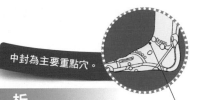

中封為主要重點穴。

中封

疾 病 解 析

盆腔炎是婦女盆腔內的生殖器官（子宮、輸卵管、卵巢）及其周圍結締組織發生炎症的總稱，炎症可侷限於一個部位，也可能幾個部位同時發病。急性發病時，有發熱、下腹痛和局部觸痛症狀。轉為慢性時，則有腰痠、月經失調和不孕……等症狀。

有效反射區

按摩人腦（頭部）、腦垂體反射區可以提升神經反射作用，按摩腎臟、膀胱、輸尿管、肝臟、脾臟、副甲狀腺、肺及支氣管反射區能夠使毒素快速排出體內，而能有效改善症狀的反射區為腹腔神經叢、生殖腺、子宮、下腹部。

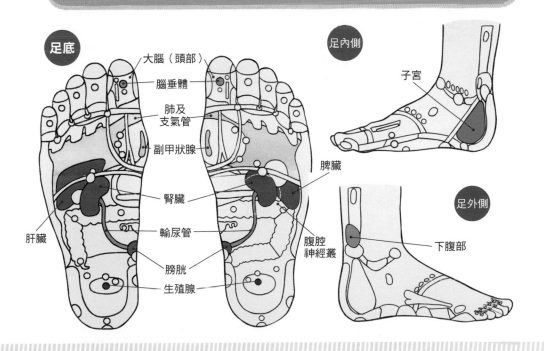

足底

大腦（頭部）
腦垂體
肺及支氣管
副甲狀腺
脾臟
腎臟
肝臟
輸尿管
膀胱
生殖腺
腹腔神經叢

足內側

子宮

足外側

下腹部

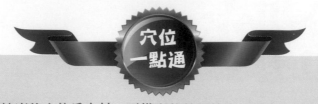

穴位
一點通

主要按摩的穴位為中封，再搭配位於經絡上的湧泉、行間、太衝、太谿，可以緩解盆腔炎所產生的不適，若生殖器官出現發炎的情況，再加上八風能夠改善上述症狀。

經穴
湧泉、行間、中封、太衝、
太谿

奇穴
八風

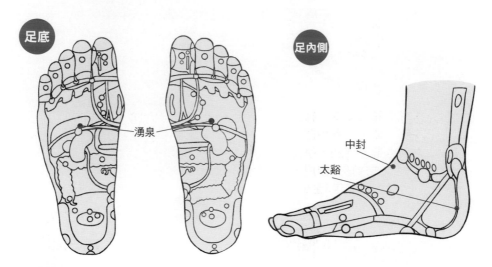

足底

湧泉

足內側

中封

太谿

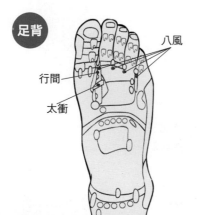

足背

八風

行間

太衝

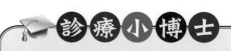

診療小博士

應選擇口味清淡的食品，少吃油膩食品，選擇菜餚及藥膳的結合。宜以清熱、解毒的中藥為主。配以富含維生素、蛋白質……等微量元素的食品。

操作手法

1. 指壓穴位

點揉中封、湧泉、行間、太衝、太谿穴，各1至3分鐘，點掐八風。

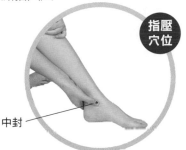

指壓穴位

中封

2. 按摩反射區

以拇指指端點法為主、拇指關節刮法、按法、食指關節刮法、雙指關節刮法、拳刮法、拇指推法為輔，作用於相應反射區，各操作3至5分鐘。

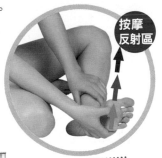

按摩反射區

3. 刺激反射區

急性炎症手法宜有力深透；慢性可持續適中，並且不斷刺激反射區。

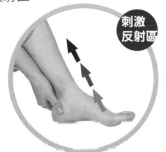

刺激反射區

4. 舒緩足部

視具體情況可加用相應穴區，按摩手法宜由輕到重，同時舒緩足部。

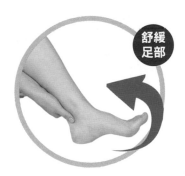

舒緩足部

嚴選足浴配方

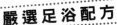

藥材：紅花100克、三棱80克、澤蘭100克、莪術80克、大黃60克、仙茅80克、覆盆子80克、蛇床子80克、扁蓄80克、葶藶子80克、石韋80克、通草80克、肉桂60克、麥冬80克、白芍80克。

用法：上述中藥混合均勻，每次取100～120克。水煎15分鐘，每晚睡前泡足部20～25分鐘。每次取藥可用2天。2個月為一療程。

急性乳腺炎

多 發 生 於 第 一 次 哺 乳 的 婦 女

地五會為主要重點穴。

地五會

疾 病 解 析

多發生於初產婦，多為葡萄球菌感染，因乳管阻塞、乳汁淤積，
細菌直接侵入所致，或細菌自乳頭或乳暈的破裂處侵入輸乳管並
沿著淋巴引流導管乳腺感染。患側乳房紅腫、熱、痛，可觸及結
塊；同側腋窩淋巴結腫大、疼痛，全身不適。

有效反射區

按摩大腦（頭部）、腦垂體反射區可以提升神經反射作用，按摩腎上腺、肝
臟、腎臟、脾臟、淋巴腺、胃反射區能夠使毒素快速排出體內，而有效緩解
急性乳腺炎的反射區為胸（乳房）、胸部淋巴腺。

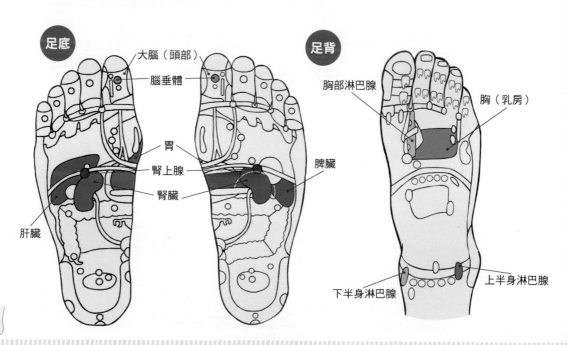

足底

大腦（頭部）
腦垂體
胃
腎上腺
腎臟
肝臟

足背

胸部淋巴腺
胸（乳房）
脾臟
上半身淋巴腺
下半身淋巴腺

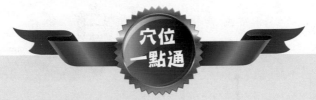

主要按摩的穴位為地五會，再搭配湧泉、行間、太衝、太谿、足臨泣，可以緩解急性乳腺炎所產生的不適，若出現乳管阻塞、乳汁淤塞的情況，再加上爐底三針能夠改善上述症狀。

經穴
湧泉、太衝、行間、太谿、地五會、足臨泣

奇穴
爐底三針

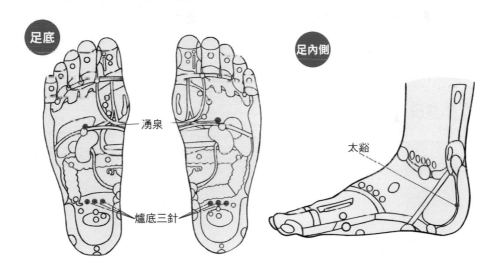

足底

湧泉

爐底三針

足內側

太谿

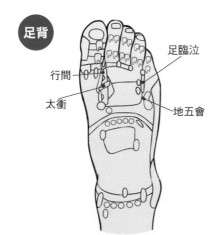

足背

足臨泣

行間

太衝

地五會

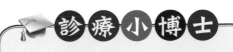

診療小博士

1. 早期按摩和哺乳是關鍵。患者可用手指順乳頭方向輕輕按摩。
2. 哺乳期要保持乳頭清潔，常用溫水清洗乳頭，定時哺乳，盡可能將乳汁排空。
3. 不宜讓嬰兒含乳頭睡覺，哺乳後用胸罩將乳房托起。
4. 飲食宜清淡，忌辛辣。

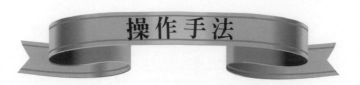

操作手法

1. 指壓穴位

重點地五會、爐底三針，點按湧泉、太衝、行間、太谿、足臨泣穴，各1至3分鐘，亦可熏灸。

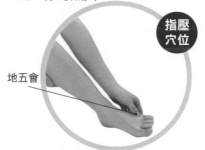

地五會

指壓穴位

2. 按摩反射區

以拇指推法為主，按法、食指關節刮法、雙指關節刮法、拳刮法、擦法、拍法為輔，作用於相應反射區，各操作3至5分鐘，以局部痠脹為佳。

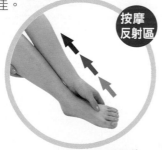

按摩反射區

3. 刺激反射區

用手摩擦足心正中線，用手掌刺激各個反射區。

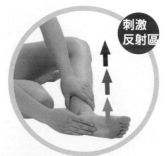

刺激反射區

4. 舒緩足部

按摩時用力宜深透，敏感穴區重複操作，亦可用足底的敏感點施治，同時舒緩足部。

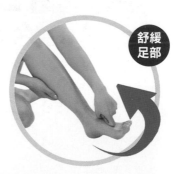

舒緩足部

⚠ 急性乳腺炎的原因

1. 第一次生孩子的媽媽，哺乳技巧都還不高明，所以常會導致哺乳時間的延長，造成皮膚受傷。
2. 乳頭的皮膚因為嬰兒的過度吸吮而受傷，細菌便從傷口進入造成感染。

你沒病，
只是缺水而已！

Water for health,
vitality, and beauty

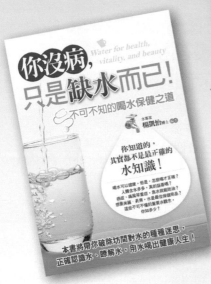

你知道的，都不是最正確的水知識！
喝水可以健康，但是，怎麼喝才正確？
人體含水多多，真的益善嗎？
癌症、痛風等重症，靠水就能防治？
想要美麗、長壽，水是最佳保健用品？
這些不可不懂的重要水觀念，你知多少？
本書將帶你破除坊間對水的種種迷思，
正確認識水、瞭解水，用水喝出健康人生！

編著：楊凱怡　　定價：250元

不看醫生，
照樣健康美麗

受用一輩子的美麗健康書

Useful Beauty and Health Care Book
for Entire Life

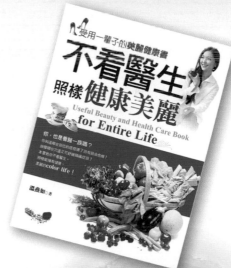

你，也是看醫一族嗎？
你知道，
哪些部位的痘痘擠了恐有致命危機？
按摩哪些穴道又可舒緩頭痛症狀？
本書教你不看醫生，
照樣能擁有健康、美麗的color life！

作者：溫燕如
定價：220元

自癒有道，啟動人體排毒機制！

治病大藥千萬方，養生之法不如體中求；
拉筋通絡指壓穴，食療藥補病根自拔！

再毒，我也可以活得很健康

每天10分鐘，體內毒素大清空！
具體的毒素有跡可防，
看不見的毒素就放任它蠶食健康嗎？

本書嚴選36種排毒食材、36道祛毒料理、36招掃毒運動，
教你成為自己身體的清道夫，輕鬆做好體內環保，

拒當「毒」身男女！

排毒保健顧問 **葉詠蓓**◎編著
定價**300**元

強力推薦 台灣海峽兩岸醫藥合作協會理事長 **鄭承澔**

瘦身排毒穴道按摩

a 以指按住耳垂後方凹陷處，按壓時張開嘴巴，每次約2秒鐘。

b 以指按住鎖骨和脖子交界處穴道，每次約2秒鐘。

養生進階三部曲
每天學點中西養生，進階激活人體自癒潛能

基礎指壓版
左按右壓通體暢

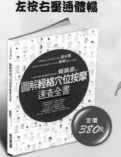

定價**380**元

圖解經絡穴位按摩速查全書

台灣中醫皮膚科醫學會理事長
賴鎮源 編著

附贈 全彩人體標準穴位掛圖

強力推薦
中國醫藥大學中醫學院教授 **張永賢**
京都同仁堂樂家老舖第十四代傳人 **樂覺心**

中級食補版
吃對顏色病自除

定價**380**元

吃對顏色才健康！
五色蔬果飲食養生全書

台灣大學醫學院生化所博士
楊新玲 編著

附贈 「找準體質吃蔬果」養生拉頁

高階藥療版
投藥入膳活天年

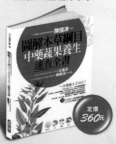

定價**360**元

圖解本草綱目中藥蔬果養生速查全書

中藥養生推廣聯盟藥膳講師
陳國津 編著

附贈 中藥蔬果養生速查別冊

強力推薦
財團法人長庚紀念醫院中醫內科主治醫師 **沈建忠**
台北市立聯合醫院昆明中醫暨林森院區院長 **鄭振鴻**

新‧絲‧路‧網‧路‧書‧店 www.silkbook.com

國家圖書館出版品預行編目資料

按按腳！百病從跟除，全身病痛都消失！ / 賴鎮源 編著
初版—新北市中和區：活泉書坊 2012.12
面；公分；一(健康新亮點18)
ISBN 978-986-271-285-6 (平裝)

1.按摩　2.經穴　3.腳

413.92

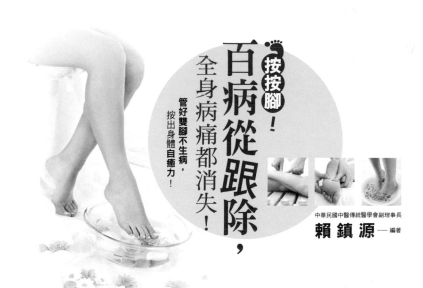

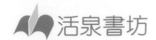
活泉書坊

按按腳！
百病從跟除，全身病痛都消失！

出版者 ■ 活泉書坊

編 著 ■ 賴鎮源　　　　　文字編輯 ■ 陳頡如

總編輯 ■ 歐綾纖　　　　　美術設計 ■ 蔡億盈

郵撥帳號 ■ 50017206 采舍國際有限公司（郵撥購買，請另付一成郵資）

台灣出版中心 ■ 新北市中和區中山路2段366巷10號10樓

電話 ■（02）2248-7896　　　　傳真 ■（02）2248-7758

物流中心 ■ 新北市中和區中山路2段366巷10號3樓

電話 ■（02）8245-8786　　　　傳真 ■（02）8245-8718

ISBN ■ 978-986-271-285-6

出版日期 ■ 2012年12月

全球華文國際市場總代理 / 采舍國際

地址 ■ 新北市中和區中山路2段366巷10號3樓

電話 ■（02）8245-8786　　　　傳真 ■（02）8245-8718

新絲路網路書店

地址 ■ 新北市中和區中山路2段366巷10號10樓

網址 ■ www.silkbook.com

電話 ■（02）8245-9896

傳真 ■（02）8245-8819

《按按腳！百病從跟除，全身病痛都消失！》採減碳印製流程並使用優質中性紙（Acid & Alkali Free）最符環保需求。

線上總代理 ■ 全球華文聯合出版平台

主題討論區 ■ http://www.silkbook.com/bookclub　　◎新絲路讀書會

紙本書平台 ■ http://www.silkbook.com　　　　　　◎新絲路網路書店

瀏覽電子書 ■ http://www.book4u.com.tw　　　　　◎華文電子書中心

電子書下載 ■ http://www.book4u.com.tw　　　　　◎電子書中心(Acrobat Reader)

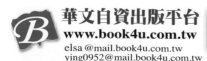